融合型·新形态教材
复旦社云平台 fudanyun.cn

婴幼儿托育·教养·早期教育系列教材

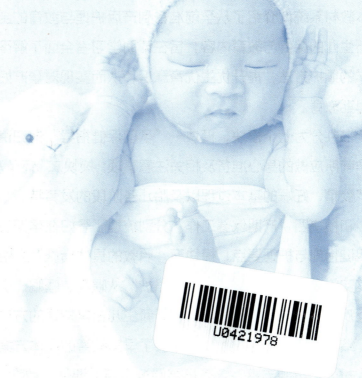

孕产期保教

主　编　曹惠容　郑皓鑫
副主编　王　钰　王艺瑶
编　委　刘　雨　许琳琳　何倩倩
　　　　毕琬卉　李沁桡　王师劼

复旦大学出版社

内容简介

本教材系统地介绍了从孕前准备到产后护理与教育的全过程，涵盖了孕产妇及新生儿的保健与教育内容，旨在帮助学习者全面了解孕产期相关知识，掌握科学的照护方法，提升优生优育意识，从而实现对孕产妇和新生儿的科学照护与早期教育。

全书共分为七个模块，模块一"孕前保健指导"详细讲解了夫妻双方在计划怀孕前所应做的身心准备及相关注意事项；模块二"怀孕及胎儿的生长发育"介绍了受精、妊娠的基本过程以及胎儿各阶段的发育特点；模块三"孕期保健工作"和模块四"产期保健工作"分别梳理了孕妇在孕期及分娩前后应采取的各类保健措施与护理要点；模块五"胎教的具体措施"介绍了胎教的内涵、类型及其实施方法；模块六"新生儿照护"从喂养、睡眠、洗澡、运动、安全防护以及疾病预防等方面，系统呈现了新生儿日常护理的方法；模块七"新生儿教育"结合了新生儿发展规律，提供了早期教育的具体方案。

教材配套资源丰富，含有拓展阅读资源、课件、教案、课题大纲、视频、习题答案等，可登录复旦社云平台（www.fudanyun.cn）查看、获取。课件、教案仅限教师使用。本教材适合婴幼儿托育服务与管理、早期教育、护理等专业的学生及家政培训人员使用，也可以作为一线托育机构的保教人员、广大孕产妇、保育师和育婴师的阅读材料。

复旦社云平台
数字化教学支持说明

为提高教学服务水平，促进课程立体化建设，复旦大学出版社建设了"复旦社云平台"，为师生提供丰富的课程配套资源，可通过"电脑端"和"手机端"查看、获取。

【电脑端】

电脑端资源包括PPT课件、电子教案、习题答案、课程大纲、音频、视频等内容。可登录"复旦社云平台"（fudanyun.cn）浏览、下载。

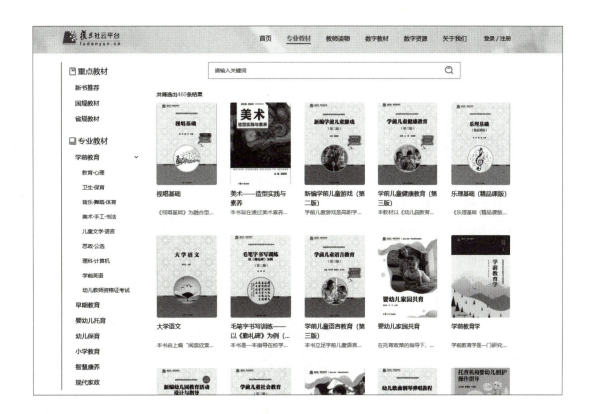

Step 1 登录网站"复旦社云平台"（fudanyun.cn），点击右上角"登录/注册"，使用手机号注册。

Step 2 在"搜索"栏输入相关书名，找到该书，点击进入。

Step 3 点击【配套资料】中的"下载"（首次使用需输入教师信息），即可下载。音频、视频内容可点击【数字资源】，搜索书名进行浏览。

【手机端】

PPT 课件、音视频、阅读材料：用微信扫描书中二维码即可浏览。

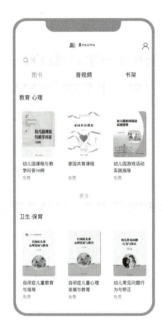 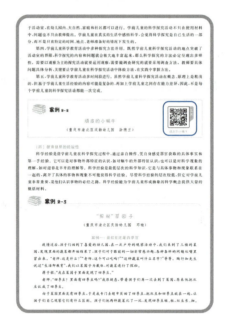 扫码浏览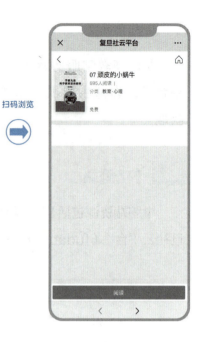

【更多相关资源】

更多资源，如专家文章、活动设计案例、绘本阅读、环境创设、图书信息等，可关注"幼师宝"微信公众号，搜索、查阅。

平台技术支持热线：029-68518879。

"幼师宝"微信公众号

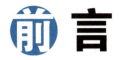

前 言

2019年以来,国务院、国家卫生健康委员会等部门发布多项政策,明确指出国家将大力发展0~3岁婴幼儿托育事业,扩大托育机构的创建,加大对托育服务师资的培养力度。其中,0岁是指怀孕期间胎儿在母亲肚子里生长发育的10个月,因而对于胎儿期的保教主要是指对胎儿及其母亲的保育及照护。胎儿期是人一生发展的关键期,有关研究表明,胎儿具有较强的记忆力和学习能力,实施过胎教的孩子在出生后,无论是身体还是智力都优于没有实施过胎教的孩子。为了让婴幼儿托育相关专业的学生明白优生优育的重要意义,科学有效地对孕产妇及新生儿实施照护和教育,有必要为学生开设孕产期保教的相关课程,以便让学生清楚理解并掌握服务对象怀孕前的准备事项,孕妇及胎儿的保教内容、保教方法、保教措施,以及产妇和新生儿的护理知识与技能。

通过本教材的学习,学习者可以较为全面地掌握孕期及产后对孕产妇和新生儿的照护与保教知识。具体包括:了解怀孕前夫妻俩都应做好的准备,比如身体准备、物质准备、精神准备等;熟悉并掌握受精与受孕过程,不同时期胎儿的生长发育特点以及胎儿各器官的发育;了解孕妇孕期的注意事项,比如生活、工作、外出、运动时的注意事项;熟悉孕期咨询、体检、心理健康等事项;了解分娩的方式以及自然分娩的三个过程;了解对产妇的护理及应对产妇相关疾病的预防和治疗措施。此外,通过学习,学习者还可以掌握胎教及新生儿护理的相关知识和技能。

本教材由海南热带海洋学院民族学院的曹惠容以及广州南洋理工职业学院的郑皓鑫主编,曹惠容统稿,其中第一模块由潍坊护理职业学院的许琳琳撰写,第二模块由河南省商丘市睢阳区汉梁中学的王艺瑶撰写,第三模块由周口文理职业学院的毕琬卉撰写,第四模块由广州南洋理工职业学院的何倩倩撰写,第五模块由广州南洋理工职业学院的郑皓鑫撰写,第六模块由潍坊护理职业学院的王钰撰写,第七模块由海南省农垦海口中等专业学校的刘雨撰写。

感谢复旦大学出版社的编辑夏梦雪,为本教材多次提出修改意见,并提供

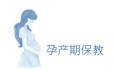

了部分新生儿图片。北京交通大学交通运输学院的王师劼、天津中医药大学中医学院的李沁桡以及四川金堂的曹丽容女士负责收集整理了本教材的拓展阅读资料,拍摄月子中心视频和相关照片等;海南热带海洋学院2023级婴幼儿托育服务与管理专业的学生刘丽柔、王海青、刘青婷和陈蓉为本书提供了制作好的布偶玩具图片,拍摄了新生儿抚触与洗澡的视频。此外,福建省儿童潜能开发教育协会的陈璟会长以及昆明幼儿师范高等专科学校的聂红仙老师也为本书提出了很多修改意见,在此一并表示感谢。

本教材既有理论知识的学习,也有实践技能的操作,适合婴幼儿托育服务与管理、早期教育、护理等专业的学生及家政培训人员使用,也可以作为一线托育机构的保教人员、广大孕产妇、保育师和育婴师的阅读材料。由于编者水平有限,本教材在编写的过程中难免存在一些不妥之处,恳请广大读者提出宝贵的意见,以便再版前及时修改、完善与提高。

编者

目录

模块一　孕前保健指导　001

任务一　熟悉怀孕前的身体准备　002

任务二　了解怀孕前的生活准备　005

任务三　熟悉怀孕前卫生及心理准备　008
　　拓展阅读：产前生育咨询参考问题　009

任务四　明确怀孕前的其他准备　010
　　拓展阅读：生育费用　012
　　参考答案　015

模块二　怀孕及胎儿的生长发育　016

任务一　了解受精与受孕过程　017

任务二　掌握胎儿的生长发育知识　019
　　拓展阅读：营养对胎儿的影响　020
　　参考答案　021

模块三　孕期保健工作　022

任务一　掌握孕期的保健措施　023

任务二　熟知孕期的注意事项　027
　　拓展阅读：孕期同房注意事项　031
　　参考答案　032

模块四　产期保健工作　　034

任务一　掌握分娩的基本知识　　035

任务二　熟知产褥期护理措施　　040
- 视频：月子中心的宝宝　042
- 拓展阅读：催乳汤　047
- 拓展阅读：药膳汤　047

任务三　了解产妇常见疾病及其护理　　048

参考答案　052

模块五　胎教的具体措施　　054

任务一　理解胎教的含义　　055

任务二　掌握胎教的种类与方法　　058
- 拓展阅读：孕期食谱　063
- 拓展阅读：适合孕妇阅读的书籍　064
- 拓展阅读：八个月胎儿的动作　064
- 拓展阅读：与胎儿对话的方法　065
- 拓展阅读：不同声音对胎儿的影响　067
- 拓展阅读：孕期旅游及其注意事项　072
- 拓展阅读：特殊情况时的瑜伽练习　074
- 拓展阅读：母亲情绪对胎儿的影响　074

任务三　明确有效实施胎教的前提　　076

参考答案　078

模块六　新生儿照护　　081

任务一　关注新生儿喂养　　082

任务二　理解新生儿睡眠　　086

任务三　学会新生儿洗澡　　088
- 视频：给新生儿洗澡　089

任务四　掌握换尿布的方法　　090
- 拓展阅读：尿布台的类型　090

任务五　学会新生儿脐部护理　　091

| 任务六　开展新生儿运动 | 093 | 视频：新生儿抚触　094 |
| | | 视频：新生儿游泳　096 |

| 任务七　重视新生儿安全 | 096 | 拓展阅读：《托育机构婴幼儿伤害预防指南（试行）》节选　099 |

| 任务八　预防和护理新生儿常见疾病 | 100 | 参考答案　104 |

模块七　新生儿教育　105

| 任务一　实施早期教育的依据 | 106 | |

任务二　熟知新生儿早教方案	107	视频：悬挂发声玩具　111
		视频：摇动发声玩具　111
		拓展阅读：父亲引导孩子语言发展　112
		视频：新生儿游戏　113
		参考答案　114

主要参考文献　116

模块一
孕前保健指导

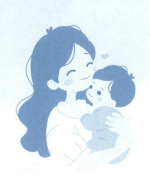

模块导读

在孕育新生命的旅程中,孕前保健是温馨的序章,它不仅是父母双方身心准备的关键阶段,更是为宝宝未来健康成长奠定坚实基础的重要时期。通过本模块学习,学生可以熟悉孕前保健的内容及方法,运用理论知识指导夫妻科学备孕。

学习目标

1. 掌握怀孕前准备的含义以及各类准备的基本知识和技能。
2. 能够运用孕前准备的相关知识和技能为备孕夫妻进行优生保健指导。
3. 能够具备提高国家人口整体素质的基本意识。

思政要点

熟知优生优育相关政策文件的内容,运用所学知识技能指导备孕夫妻,促进国家优生优育政策的贯彻实施。

内容结构

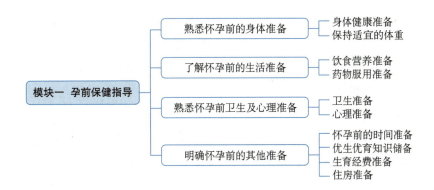

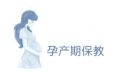

任务一 熟悉怀孕前的身体准备

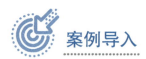

一对年轻的夫妻准备怀孕,他们到医院进行孕前检查,经过检查后发现妻子的子宫有3个肌瘤,医生建议她先做手术,半年之后才能怀孕。这对夫妻听取了医生的建议,进行了子宫肌瘤手术。半年后,妻子顺利怀孕,经过10个月的精心孕育,诞下一个健康可爱的女宝宝。

请思考:为什么怀孕前夫妻双方需要进行身体检查?它有什么重要意义?

怀孕前的准备工作具体有夫妻双方在怀孕前的体检,调理身体、控制饮食,调整生活习惯,做好经济准备和优生优育的知识储备等。怀孕前的身体准备,尤其是身体健康准备非常重要,具体包括孕前咨询、孕前常规检查、孕前专项检查。此外,保持适宜的体重也很重要。

一、身体健康准备

(一)孕前咨询

夫妻双方孕前应进行关于双方病史和家族史的咨询,这非常关键,有助于评估双方的生育健康风险,并为备孕和孕期管理提供科学依据。

1. 双方病史咨询

(1)慢性病史:了解双方是否有慢性病,如高血压、糖尿病、心脏病、肾脏病等,以及这些疾病的控制情况。慢性病可能对妊娠和分娩产生不良影响,因此需要提前进行评估和管理。

(2)传染病史:询问双方是否有过传染病史,如乙肝、丙肝、艾滋病、梅毒等。这些疾病可能通过母婴传播,对胎儿造成危害。

(3)既往孕产史:需要了解女方既往的孕产情况,包括流产、早产、死胎,分娩方式(顺产或剖宫产),分娩并发症等。这些信息有助于评估其再次妊娠的风险。

(4)手术史:了解双方是否进行过重大手术,如心脏手术、颅脑手术等,以及手术后的恢复情况。手术可能对生育能力产生一定影响。

2. 家族史咨询

(1)遗传病史:详细询问双方家族中是否有遗传病史,如地中海贫血、唐氏综合征、血友病等。这些遗传病可能通过基因传递给下一代,因此需要进行风险评估和遗传咨询。

(2)近亲结婚史:了解双方是否有近亲结婚的情况。近亲结婚可能增加后代遗传疾病的风险。

(3)家族中其他成员的健康状况:询问双方家族中其他成员的健康状况,特别是与生育健康相关的疾病情况。这有助于评估双方的生育健康风险。

3. 其他相关咨询

（1）生活习惯：了解夫妻双方的饮食习惯、营养摄入情况和生活习惯，如吸烟、饮酒等，并帮助他们意识到这些不良习惯会对生育健康产生不良影响。

（2）工作环境：询问双方的工作环境是否存在有害于生育健康的因素，如辐射、化学物质、有毒有害的气体等。

（3）药物使用：了解夫妻双方是否正在使用或曾经使用过可能影响生育的药物等。

（4）心理准备：询问夫妻双方对怀孕和生育的期望和态度，包括是否有足够的心理准备应对孕期和分娩时出现的问题与可能的风险，是否愿意承担育儿职责等；针对不良情况，提供必要的心理支持和干预。

通过全面的咨询和评估，可以为备孕和孕期管理提供科学依据，降低生育健康风险。

（二）孕前体检

孕前体检涵盖了多个方面的检查，主要包括常规体检和专项体检，以确保夫妻双方的身体状况适合怀孕以及怀孕后的母婴身体健康。

1. 常规体检

（1）心肺检查：通过听诊器检查心肺功能，评估是否存在心肺疾病，如心脏病、肺部感染等。检查心脏的生理活动，评估是否存在心律失常、心肌缺血等心脏疾病。

（2）肝肾功能检查：包括检查血清转氨酶、胆红素、尿素氮、肌酐等指标，评估肝脏和肾脏的代谢和排泄功能。

（3）甲状腺功能检查：甲状腺功能异常可能影响胎儿的神经发育。该项检查主要检测促甲状腺激素（thyroid-stimulating hormone，TSH）、游离甲状腺素（free thyroxine，FT_4）等指标。

（4）乙肝、丙肝、艾滋病、梅毒等传染病筛查：为确保母婴安全以及预防疾病传播，孕前夫妻可通过血液检测，筛查是否感染这些病毒，以避免这些病毒通过母婴传播对胎儿造成危害。

（5）血液检查

① 血常规：检测红细胞、白细胞、血小板等血液成分的数量和形态，评估有无贫血、感染、凝血功能异常等情况。

② 血型及ABO溶血检查：对于女性血型为O型，丈夫为非O型的情况，需进行ABO溶血滴度检查，以预防新生儿溶血病的发生。该项检查的目的是为预防新生儿溶血病提供依据。

③ 血糖检查：检测空腹血糖或餐后血糖水平，评估是否存在糖尿病或糖耐量异常，以及血糖、血脂水平是否正常。

④ 血压检查：检查血压是否在正常范围内。因为妊娠高血压是孕期常见的并发症之一，对母婴健康都有影响。

（6）尿常规：检查尿液的颜色、透明度、酸碱度、细胞成分以及筛查尿路感染、肾脏疾病等，评估泌尿系统的健康状况。

（7）优生四项检查：包括风疹病毒、弓形虫、巨细胞病毒、单纯疱疹病毒等感染的检查。因为这些感染可能导致流产、胎儿畸形等严重后果。

（8）梅毒螺旋体检查：由于梅毒也可通过母婴传播，对胎儿造成严重影响，因此筛查是否感染梅毒很有必要。

(9) 染色体检查:对于有遗传病家族史的夫妻,建议进行染色体检查,以评估遗传风险。

2. 妇科及男科专项检查

(1) 白带常规检查:筛查滴虫、霉菌、支原体衣原体感染、阴道炎症等。

(2) 宫颈细胞学检查(Thinprep Cytologic Test,TCT):结合 HPV 检测,筛查子宫颈癌前病变及子宫颈癌。

(3) 盆腔超声检查:了解子宫、卵巢、输卵管等生殖器官的形态和结构,评估是否存在子宫肌瘤、卵巢囊肿、输卵管积水等异常情况。

(4) 乳腺检查:进行乳腺 B 超检查,筛查乳腺疾病。

(5) 内分泌检查:包括卵泡促激素、黄体生成素等项目,评估卵巢功能及内分泌状况。

(6) 精液常规检查:评估精子的数量、活力、形态等,了解男性的生育能力。

二、保持适宜的体重

孕前保持适宜的体重对于准备怀孕的夫妻来说具有重要意义,不仅有助于提高受孕机会,还能保障母婴健康,降低孕期并发症和不良妊娠结局的风险。

(一) 孕前保持适宜体重的意义

1. 提高受孕机会

体重过轻或过重都可能影响女性的受孕能力。体重过轻可能导致内分泌系统异常,影响生殖激素的分泌和卵巢排卵功能;而体重过重则可能引发月经紊乱甚至闭经,降低受孕机会。

2. 保障母婴健康

适宜的体重有助于减少孕期并发症的发生,如妊娠高血压、妊娠糖尿病等。同时,还可能降低胎儿先天畸形、巨大儿或低体重儿的风险,保障母婴健康。

3. 促进顺利分娩

适宜的体重有助于分娩过程的顺利进行,减少因体重过重导致的难产、剖宫产等情况。

4. 降低婴儿死亡率

孕前体重适宜有助于降低婴儿死亡率,提高新生儿的生存质量。

(二) 孕前保持适宜体重的方法

1. 评估体重状况

使用体重指数(BMI)进行评估:BMI=体重(kg)/身高(m)^2。对于准备怀孕的女性,BMI 在 $18.5\sim23.9$ kg/m^2 为理想范围。

注意:BMI 仅作为参考,不同人群的理想体重范围可能略有差异,应结合个人实际情况进行评估。

2. 健康饮食

保证蛋白质、脂肪、碳水化合物、维生素和矿物质的均衡摄入。增加蔬菜、水果、全谷类和优质蛋白质(如鱼、禽、蛋、奶、豆制品)的摄入量。避免高热量、高脂肪和高糖分的食物,如油炸食品、甜食、含糖饮料等。肥胖者应在保证营养需求的基础上适当减少热量摄入。每餐七八分饱,避免暴饮暴食和快速进食。可以采用少量多餐的方式,减少饥饿感。

3. 适量运动

进行适量的有氧运动,如快走、慢跑、游泳、骑自行车等,有助于减轻体重并提高身体素质。建议每周进行至少 150 分钟的中等强度有氧运动。对于体重过轻者,可适当增加力量训练以增加肌肉质量,提高基础代谢率。体重过轻者应避免过度运动以继续消瘦;体重过重者应避免剧烈运动以免对身体造成负担。

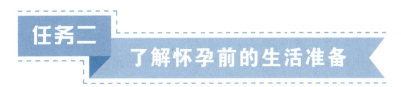

任务二　了解怀孕前的生活准备

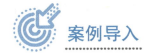

案例导入

我国学者姜春玲的调查研究表明①,怀孕前或孕期的女性超重或营养过剩,可能会引起新生儿巨大,进而导致难产或引起新生儿糖尿病。而怀孕前的女性营养不良,则会引起胎儿宫内发育迟缓和低体重儿的发生。因此,怀孕前的女性应注意营养均衡,每天注意摄取不同种类的营养元素。

请思考:怀孕前或孕期在饮食、营养上要注意哪些问题?

怀孕前,夫妻的饮食习惯、饮食结构,以及日常的饮食卫生与安全、营养是否均衡及是否多样化,都将直接影响夫妻的身体健康及孕后胎儿的正常发育。

一、饮食营养准备

备孕前的饮食营养准备具体包括均衡膳食及避免偏食、减少精细加工食品的摄入、避免重口味饮食、戒烟戒酒、避免咖啡因摄入过多、注意饮食卫生、保持规律饮食、适当补充营养素。

1. 均衡膳食,避免偏食

多样化摄入,确保饮食中包含五谷类、蔬果类、豆制品、鱼蛋肉类等多种食物,以满足身体对各类营养素的需求。避免长期偏食或挑食,以免导致营养不均衡。在摄入各类食物时,要注意适量,避免过量摄入导致营养过剩或肥胖。

2. 减少精细加工食品的摄入

精细加工食品往往营养流失较多,且容易导致血糖波动。建议增加粗粮的摄入,如糙米、燕麦、全麦面包等,这些食物富含膳食纤维,有助于维持血糖稳定,促进肠道蠕动。高糖、高盐食品不仅容易导致肥胖和高血压,还可能影响精子和卵子的质量。因此,在备孕期间应尽量减少这类食品的摄入。

---

① 姜春玲.孕妇的健康状态和生活习惯对胎儿发育影响的流行病学调查研究[D].大连:大连医科大学,2007:14.

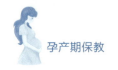

3. 避免重口味饮食

孕前饮食应以清淡为主,避免过咸、过甜、过辣等重口味食物。这些食物可能刺激胃肠道,影响消化吸收功能,甚至导致便秘等问题。减少酱油、味精、鸡精等调味品的摄入,以免增加肾脏负担和血压升高的风险。

4. 戒烟戒酒

香烟中的尼古丁等有害物质会损害精子和卵子的质量,增加流产和胎儿畸形的风险。因此,备孕期间应坚决戒烟。酒精也会对精子和卵子造成损害,影响受孕和胚胎发育。建议备孕期间男女双方都应戒酒。

5. 避免咖啡因摄入过多

咖啡、茶等饮品中含有咖啡因,过量摄入可能影响睡眠质量、增加焦虑情绪,并可能影响受孕和胚胎发育。建议备孕期间限制这些饮品的摄入。

6. 注意饮食卫生

生食或半生的食物可能含有细菌、寄生虫等有害物质,增加感染风险。因此,备孕期间应避免食用生鱼片、生蚝等生食。在烹饪前要充分清洗食材,特别是蔬菜和水果等可能含有农药残留的食物。

7. 保持规律饮食

保持规律的饮食习惯,每天按时进食,避免暴饮暴食或过度节食。可以采用少食多餐的方式进食,有助于减轻胃肠道负担,提高营养吸收效率。

8. 适当补充营养素

怀孕前的女性,既要做到食品健康且营养均衡,同时还要注意补充叶酸和其他营养元素。

(1)叶酸。叶酸是胎儿神经管发育的必需营养素,能够预防神经管畸形(如脊柱裂、无脑儿等),并有助于降低妊娠高血压的发病率。一般建议从孕前 3 个月开始,每日补充叶酸 0.4~0.8 mg,直至妊娠结束,或根据医生建议服用至哺乳期结束。如果叶酸生物利用率检查结果显示中度或重度风险,可适当增加剂量。需要注意的是叶酸对胃有刺激作用,建议饭后半小时服用。同时,避免过量服用,以免产生不良反应。

(2)复合维生素。复合维生素包含多种维生素和矿物质,能够补充身体所需的各种营养素,有助于降低胎儿畸形的风险,促进胎儿良好发育。应依据产品说明或医生建议服用。

(3)钙剂。钙是胎儿骨骼发育的重要元素,孕期女性钙需求量增加,适当补充钙剂有助于预防孕期缺钙和骨质疏松。根据医生建议或产品说明服用,通常建议与维生素 D 一起服用以促进钙的吸收。

二、药物服用准备

孕前药物服用准备是备孕过程中非常重要的一环,旨在提高受孕机会,保障母婴健康,并预防孕期可能出现的并发症。

1. 慢性病药物

如果女性患有慢性病(如心脏病、高血压、糖尿病等),需要在备孕前咨询医生,调整药物剂量或更换为对胎儿影响较小的药物。确保在病情稳定、药物控制良好的情况下再备孕。

2. 生殖系统药物

如果女性有子宫内膜较薄、黄体功能不全等问题,可能影响胚胎着床和受孕。此时需要在医生指导下使用雌激素(如雌二醇)和孕激素(如黄体酮)等药物进行调理。

3. 其他注意事项

(1) 避免服用禁用药物。备孕期间应避免服用标有"孕妇禁服"字样的药物,以免对胎儿造成不良影响。

(2) 谨慎使用中药和保健品。中药和保健品的成分复杂,对生殖细胞的影响不易察觉。因此,在备孕期间应谨慎使用中药和保健品,如要使用应先咨询医生,避免自行购买和服用。

小知识

备孕期间用药

备孕期间用药是一个需要特别谨慎的事情,因为药物可能对胎儿产生潜在的不良影响。以下是在备孕期间用药时应该注意的关键问题。

(1) 明确告知医生备孕状态。在备孕期间,无论是看普通医生还是专科医生,都应明确告知医生自己的备孕状态。这样,医生在选择药物时会更加慎重,避免使用那些可能影响胚胎发育或对胎儿有害的药物。

(2) 避免使用禁忌药物。备孕期间应避免使用明确标注为孕期禁用的药物,如利巴韦林、沙利度胺、异维A酸等。这些药物已被证明对胎儿有危害。

(3) 谨慎使用潜在风险药物。对于某些可能对胎儿产生潜在风险的药物,如抗生素、抗癫痫药、化疗药等,备孕期间应尽量避免使用。如果必须使用,应在医生的指导下进行,并尽量选择对胎儿影响最小的药物和剂量。

(4) 注意药物在体内的滞留时间。一些药物在体内滞留时间较长,可能会影响到备孕期的受孕和胚胎发育。因此,在使用这类药物时,应特别注意其代谢和排泄时间,并在医生的指导下合理安排停药和备孕的时间间隔。

(5) 了解药物对胎儿的影响。备孕期间使用任何药物前,都应了解该药物对胎儿潜在影响。可以参考药物的说明书或咨询医生,了解药物的分级(如A级、B级、C级、D级、X级)和对应的使用建议。

(6) 优化用药方案。在备孕期间,如果确实需要用药,应尽量采用单药治疗,避免联合用药。同时,应选择临床使用时间长、结论安全的药物,并采用最低有效安全剂量以及最短有效疗程给药。

(7) 关注慢性病的治疗。对于患有慢性病的备孕者,应在孕前与主治医生充分沟通,改用对胎儿安全或影响较小的药物。不要自行选择药物或随意停药,以免对母婴健康造成不良影响。

(8) 慎用保健品和偏方。在备孕期间,除了叶酸或围孕期妇女专用复合维生素外,无须额外添加保健品。同时,应慎用所谓"江湖偏方"和"祖传秘方",因为这些方法的安全性没有经过严格临床试验的验证。

(9) 遵循医嘱和说明书。在使用任何药物时,都应遵循医生的嘱咐和药物的说明书。不要自行增加或减少药物的剂量或改变用药方式。如有任何疑问或不适,应及时咨询医生。

任务三 熟悉怀孕前卫生及心理准备

案例导入

在繁忙的都市中,小雅与小军这对年轻夫妇决定开始他们的备孕计划。小雅,一名细心的幼儿园老师,深知怀孕前准备的重要性。她不仅调整了自己的饮食习惯,增加了蔬菜水果的摄入,还制定了规律的作息时间,确保身体处于最佳状态。小军则主动承担起了家务,确保家中的清洁卫生,并陪伴小雅一同参加了孕前体检,确保双方身体健康。除了身体上的准备,他们还共同参加了备孕心理辅导课程,学习如何调整心态,以积极乐观的态度迎接新生命的到来。在这个过程中,两人更加深了对彼此的理解与支持,携手步入了一个充满期待与爱的备孕旅程。他们相信,通过精心的准备与努力,定能迎来一个健康、快乐的宝宝。

请思考:以上案例中,小雅与小军夫妻在怀孕前做了哪些准备?

孕前卫生及心理准备是备孕过程中不可或缺的一环,它直接关系到母婴的健康与安全。

一、卫生准备

(一) 个人卫生

1. 日常清洁

保持身体和居住环境的干净卫生,预防感染疾病。每天更换干净的内衣裤和睡衣,保持头发和指甲的清洁,以及注意口腔卫生。特别是女性,应定期清洗外阴部,保持清洁干燥,避免细菌滋生。

2. 避免有害物质

避免接触有毒有害的化学物质,如农药、重金属等,以及避免长时间暴露在辐射源下。

(二) 家庭环境卫生

1. 居住环境清洁

保持居室的清洁和通风,定期打扫,减少灰尘和细菌滋生。居室中最好保持一定的温度(如20~22℃的室温)和湿度(如50%的空气湿度),以营造舒适的居住环境。

2. 家具与装饰

选择环保、无甲醛的家具和装饰材料，避免购买有强烈刺激性气味的家具。窗帘、床单、被罩等纺织品在使用前应充分清洗，以减少残留的有害物质。

3. 卫生间清洁

卫生间是容易滋生细菌的地方，应定时使用消毒剂进行消毒，并保持良好的通风。

二、心理准备

怀孕前夫妻双方的心理准备工作在备孕过程中很重要，它直接关系到夫妻双方的情绪状态、家庭氛围以及未来宝宝的健康成长。

（一）调节夫妻关系

1. 增进沟通与理解

夫妻双方应增加沟通时间，分享彼此的想法、担忧和期望，增进相互理解和支持。通过有效的沟通，可以消除误解和隔阂，建立更加稳固的夫妻关系。

2. 保持和谐氛围

努力营造一个愉快、舒适的家庭环境，避免争吵和冲突。和谐的家庭氛围有助于夫妻双方保持积极的心态，为备孕创造有利条件。

拓展阅读

产前生育咨询参考问题

（二）消除顾虑与担忧

1. 了解怀孕知识

夫妻双方应主动学习怀孕、分娩和育儿的相关知识，包括怀孕的过程、注意事项、可能遇到的问题以及解决方法等。通过了解这些知识，可以消除不必要的顾虑和担忧，增强信心。

2. 寻求专业帮助

如有需要，可以寻求医生、心理咨询师等专业人士的帮助。他们可以提供专业的指导和建议，帮助夫妻双方更好地应对备孕过程中的各种挑战。

（三）做好角色转变的准备

1. 接受身份变化

夫妻双方需要认识到自己即将成为父母的角色转变，并接受这一变化带来的责任和义务。通过心理准备，可以更好地适应新的身份和角色。

2. 规划未来生活

共同规划未来的生活，包括孩子的教育、家庭的经济状况、职业发展等方面。通过规划未来生活，可以明确目标，增强动力，为备孕和育儿做好充分准备。

（四）保持乐观心态

1. 保持积极心态

夫妻双方应保持积极乐观的心态，相信自己能够顺利度过备孕、怀孕和分娩等各个阶段。积极的心态有助于缓解压力、减轻焦虑情绪。

2. 共同面对挑战

在备孕过程中可能会遇到各种挑战和困难,夫妻双方应相互支持、共同面对。通过携手,可以克服困难、实现目标。

(五) 其他心理准备

1. 接受怀孕期特殊变化

夫妻双方需要接受并适应怀孕期间妻子身体和心理上的各种变化,如形体变化、饮食变化、情绪变化等。通过相互理解和支持,可以共同度过这一特殊时期。

2. 接受未来生活空间变化

孩子的出生会让家庭的生活空间和自由度发生变化,夫妻双方需要提前考虑并接受这种变化,做好相应的心理准备。

3. 接受家庭责任增加

随着孩子的出生,夫妻双方的家庭责任和义务都会增加,需要共同面对,互相支持和帮助,为孩子的健康成长创造良好的家庭环境。

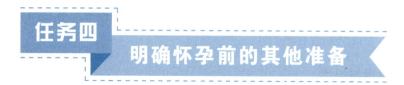

任务四 明确怀孕前的其他准备

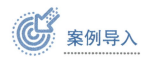

案例导入

小杰夫妻俩是高中同学,结婚后他们打算 2 年之内怀孕。在准备怀孕的 2 年时间里,他们虚心学习育儿知识,接受专家的建议,将婴儿房装修成浅色,并配以适合孩子的家具和玩具。不仅如此,他们俩还分别劝说各自的母亲也学习育儿知识,甚至为两位老人报了网课,各自督促她们坚持学习。

请思考:以上案例中,小杰夫妻在怀孕前做了哪些准备?

为了更加有效地备孕,怀孕前夫妻俩应了解并协商具体怀孕的季节和怀孕年龄,比如有的夫妻计划结婚后 3 年或 5 年内的春季或秋季怀孕,此外还应详细了解优生优育知识以及生育保险,做好生前的财务准备等。

一、怀孕前的时间准备

(一) 备孕年龄

备孕年龄是影响生育能力和孕期健康的重要因素。女性最佳的生育年龄通常被认为是 25 岁至 35 岁之间,这一时期女性的卵子质量较高,孕期并发症的风险相对较低,同时产后身体恢复能力也较强。对于男性而言,虽然生育年龄的范围相对较宽,但建议应在身强力壮的年龄期间为宜。因此,计划怀孕的夫妻应根据自身情况，在适宜的年龄范围内开始备孕，以提高受孕成功率和母婴健康水平。

（二）排卵期监测

排卵期是女性受孕的黄金时期，了解并准确预测排卵期对于提高受孕成功率至关重要。女性可以通过观察月经周期、测量体温，使用排卵试纸或进行 B 超监测等方法来预测排卵期。在排卵期前后适当增加同房次数，可以显著提高受孕概率。同时，保持愉悦的心情和轻松的氛围也有助于提高受孕成功率。

（三）判断排卵期的方法

1. 观察月经周期

月经周期规律的女性，排卵日通常在下次月经来潮前的 14 天左右。因此，可以通过记录月经周期来推算排卵期。排卵日的前 5 天和后 4 天，连同排卵日在内共 10 天称为排卵期。这种方法的准确性依赖于月经周期的稳定性。

2. 基础体温法

基础体温是指人体在清晨、静息状态下测量的体温。排卵后，由于孕激素的分泌，基础体温会上升 0.3～0.5℃。因此，可以通过连续测量基础体温并绘制体温曲线图来观察体温的变化，从而判断排卵期。需要注意的是，这种方法需要在清晨起床前、未进行任何活动的情况下进行测量，以提高准确性。

3. 观察子宫颈黏液

在排卵期间，女性体内的雌激素水平会升高，导致子宫颈黏液分泌增多，质地变得透明、稀薄，呈拉丝状。通过观察子宫颈黏液的变化，可以初步判断排卵期。但这种方法需要一定的观察和判断能力，且易受到个体差异的影响。

4. 使用排卵试纸

排卵试纸是一种通过检测尿液中促黄体生成素（LH）的峰值水平来预测排卵的方法。黄体生成素在排卵前 24～36 小时会达到峰值，此时使用排卵试纸进行检测，如果结果显示阳性，则表明即将排卵。这种方法相对简单、快捷，且准确率较高。

5. 超声检查

超声检查是一种直观、准确的判断排卵期的方法。通过超声波检查卵巢，可以观察卵泡的发育情况和排卵的迹象。当卵泡直径达到 18～20 mm 时，通常意味着即将排卵。这种方法需要在医院进行，且费用相对较高。

6. 结合身体症状

在排卵期间，部分女性可能会出现一些身体症状，如乳房胀痛、腰酸、轻微阴道出血等。虽然这些症状不是所有女性都会出现，但可以作为判断排卵期的辅助依据。

（四）提前规划好怀孕准备

除了关注备孕年龄和排卵期外，夫妻双方还应提前规划好孕期的生活和工作安排。这包括调整工作强度、减轻压力、避免过度劳累和长时间接触有害物质等。此外，提前了解孕期保健知识、准备必要的母婴用品、规划好产假和育儿假等也是非常重要的。通过提前规划，夫妻双方可以更加从容地应对孕期和育儿过程中的各种挑战，为宝宝的健康成长创造更好的条件。

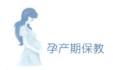

二、优生优育知识储备

优生优育是我国一项提高新生儿素质的政策。优生优育知识主要指关于孕前准备和孕期注意事项以及产后的相关护理知识等。对于优生来说,既要保证生育数量,也要高度重视生育前期的环境,给予生育质量一定的保障。而优育主要是指将良好的成长环境提供给新生儿,尤其在家庭环境和社会环境的优质性方面。

每个县市的妇幼保健院以及卫生健康委员会的相关部门,每年都会定期对育龄妇女进行优生优育相关知识的宣教,往往通过在社区服务站和报亭发放宣传手册、做讲座等形式进行,不断提升育龄妇女自我保健意识及技能,从而逐渐调整和改变自己的生活方式及行为。育龄妇女通过学习,了解造成新生儿身体缺陷的因素,然后消除相关危险因素,并提前做好防范措施。育龄妇女也需要学习婚前保健知识,积极主动参与优生优育、遗传性疾病等相关咨询活动,她们在孕前能够自觉禁烟禁酒及谨慎使用药物,学习孕前及孕期保健知识,做好优生及优生十项检测,明白检测的重要性,并在孕期能够定期接受检查,若发现胎儿畸形及妊娠并发症时能够采取积极的处理和应对措施。她们还需知道怀孕前后应避免接触高辐射等影响胎儿生长发育的工作环境,从而降低胎儿畸形率。①

三、生育经费准备

(一)了解我国的生育保险和生育费用

2011年我国颁布的《中华人民共和国社会保险法》(以下简称《保险法》)第一次以法律的形式明确了生育保险的相关内容,为生育保障制度的发展、改革与完善提供了法律依据,此后2018年《保险法》的修改也并未改变其中生育保险的相关内容。《保险法》明确规定生育保险制度包含两个方面的内容:一是生育保险基金的来源。该法明确规定个人不缴纳生育保险费,用人单位为生育保险基金的单一来源主体。二是生育保险基金的支付,依据《保险法》,参保女性职工享有生育医疗费用、计划生育费用支付和生育津贴支付两方面的保障,前者是对女性职工生育过程中产生的医疗费以及对计划生育支出所做的补偿,后者是对生育期间因中断劳动而减少收入所设的一种补偿。在《保险法》的指引下,我国出台《中华人民共和国劳动法》(以下简称《劳动法》)等法律,明确规定如90天产假,孕期、哺乳期内不得从事三级以上体力劳动及其他禁忌性工作,不得加班和上夜班,怀孕和哺乳期内不得降低基本工资,不得解除劳动合同等。与此同时,政府还推动生育保险并入职工基本医疗保险,如2019年出台的《关于全面推进生育保险和职工基本医疗保险合并实施的意见》,正式推动全国范围内的两险合并,尽管合并后的生育保险内容并未改变,但扩大了生育保险基金的覆盖面,提高了保险基金的运营效率。②

《保险法》明确规定我国生育保险费可由地方政府自行规定,因而全国各地的生育保险政策也有所不同。比如妊娠1~12周前的产前检查费、妊娠至分娩前的产前检查费、分娩医疗费、剖

拓展阅读

生育费用

---

① 王熙,马翠霞,贾立云,等.石家庄市育龄妇女优生十项的知晓情况及前瞻性干预措施[J].中国性科学,2021,30(02):48-52.

② 聂政.生育保障制度的规范进路[J].锦州医科大学学报(社会科学版),2023,21(05):21-27.

宫产医疗费定额标准等都是不同的。目前我国发达地区或一线城市分娩所需的医疗成本高,且全国各地的生育保险支付标准数额较低,灵活性也较差,难以应对医疗费用的快速上涨。而且,目前我国孕妇产前产后的照护成本高。一是我国产前、产后照护费用并没有纳入保障范围,生育保险基金也未涵盖非医疗性的照护成本,其他的保障方式如财政补助等也鲜有涉及,全部需要自费。二是很多照护机构主要是营利性民办机构,费用昂贵。目前全国各地的月子机构每月的照护费在 3~10 万元,这是很多家庭都无法承担的。因此,孕妇应在怀孕前了解以上这些费用的具体金额。

(二) 选择合适的保险

如果觉得怀孕期间有保险的需要,那么准备怀孕阶段是进行保险投资的最佳阶段,尤其是那些没有正式单位的孕妇或情况特殊的家庭,可以考虑购买商业性生育保险。如可以考虑购买专门为孕妇以及新生儿设计的母婴健康类保险,这类保险只要投保便可生效。夫妻购买这类保险,一方面对孕妇的妊娠期疾病、分娩或意外死亡进行保障,另一方面也对胎儿或新生儿的死亡、新生儿先天性疾病或者一些特定手术给予一定的保险金给付。[①]

(三) 做好财务上的准备

一个家庭从准备怀孕到孩子出生需要多少经费,夫妻俩在备孕前应该有一个大致的预算。建议怀孕前的夫妻俩列出怀孕到孩子 1 岁后必须发生和可能额外增加的费用。比如,可以一次性预留生育基金,也可以每月固定储蓄相关的资金,比如将家庭 3~6 个月的收入用来储蓄。与此同时,怀孕前的夫妻可以拿一部分存款用于投资。夫妻俩还可以为孩子购买几种保险,为孩子的未来提供保障。怀孕前财务上的准备主要用于孕期体检、怀孕时购买的各种食品、为孩子出生后购买生活用品等。夫妻在怀孕前,建议拟订相对详细的财务规划,同时可以向专业的理财专家咨询,从而选择比较有保障的投资。也可以向已怀孕或生产婴儿的女性咨询,从而拟订更加合理的财务计划。

四、住房准备

怀孕前的夫妻需要营造温馨的家庭环境。这样的家庭环境既包括孕妇居住的客厅和卧室环境,也包括胎儿出生后居住的环境。孕妇居住的房间应通风、采光良好,且温度和湿度都要适宜,屋内需色彩柔和,音量适宜,避免噪声干扰。

(一) 孕妇住房准备

首先,房间应通风、采光良好。房屋是孕育后代必不可少的条件,不论是宽敞舒适的住房,还是相对狭小拥挤的住房,都需考虑房子的采光、通风,以及室内温度与湿度等问题,最好准备朝南且能够被太阳照射的房间,有助于房间内物品的消毒杀菌,也有助于晾晒孕妇及婴儿的衣物等。若住房条件不好的夫妻,应尽可能改善住房条件以增加室内的光照,如将玻璃擦洗干净,客厅可以采用向阳的落地窗来开阔视野,阳光透过窗子可以照射室内的摆设,增加室内温度,同

---

① 生育保险怎么用? [J]. 湖南农业,2018(02):17.

时也会使孕妇感到舒适,具有一定的亲和力。

其次,室内色彩温馨淡雅。怀孕期间,室内的色彩对孕妇的情绪有一定的调节作用。孕妇经常活动的卧室和厅堂,可以用浅色的窗帘或壁纸,或挂上绿色的壁画,增加室内安静祥和的气氛。淡绿色是一种能够缓解疲劳感的色彩,比如可以在白色的墙壁上拓印一些绿色的图案做装饰,显得生动活泼。孕妇活动的卧室和客厅要简洁而干净,室内摆设合理美观,尽量令人赏心悦目,这样的环境对于调节孕妇心态是非常有益的(图1-4-1和图1-4-2)。在桌面上也可以放些小摆设或是花草等,以调节孕妇的生活情绪。孕妇居住的环境可以装饰成温暖而柔和或清新自然的格调,孕妇根据自己的喜好选择装饰适宜的环境。不仅如此,孕妇还可以在桌子椅子上做一些装饰,椅套的颜色也应与墙面和窗户的色彩吻合,可以摆上一两件可爱的小娃娃或其他颇具童趣的物品,以此增强家庭的温馨氛围。

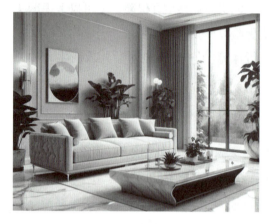

图1-4-1　孕妇住房客厅

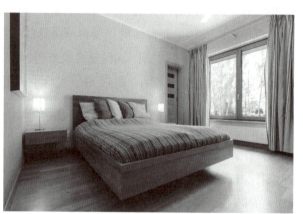

图1-4-2　孕妇住房卧室

(二) 婴儿住房准备

备孕夫妻可以为婴儿准备房间、婴儿衣服和玩具。儿童的房间也需采光和通风良好,孩子的床最好摆在靠窗户边,这样既有助于阳光照进房间,也有助于看到窗外的景色。儿童的床上可以用素淡的床单和枕套,房间整体以柔和淡雅色调为主。比如,整个房间以天蓝色或粉红色为基调,天花板可以装饰成卡通图案,墙上挂几幅田园风光或婴幼儿户外玩耍的图画。柜子、桌子等家具的尺寸和大小都可以依据孩子的身高设计(图1-4-3和图1-4-4)。夫妻还可以根据自家的实际情况,自己动手绘制富有童趣且颜色鲜艳的图案,用来装饰床头或墙面。

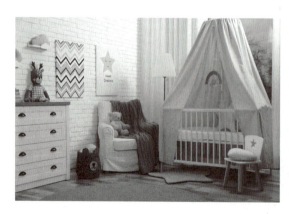

图1-4-3　婴儿房1

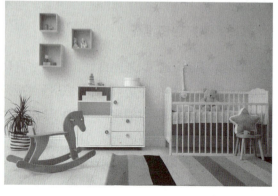

图1-4-4　婴儿房2

儿童房间内可以摆放小床、小摇椅或小摇篮,室内灯光应选用可以调节光线的台灯,避免光线过强或过弱,这样有助于保护孩子的视力。可以在地板上铺设地毯,在防滑的同时也方便孩子玩耍。在冬季,要检查或增设住房的取暖设施以保证房间内随时供暖。

模块小结

有准备的怀孕是孕妇生育聪明和健康孩子的前提。学习者需要熟知怀孕前夫妻应做的身体健康、体重管理、身体锻炼等身体方面的准备,同时还要做好饮食营养、良好生活习惯,以及卫生与心理、怀孕时间、优生优育知识、财务及住房和孕期各种生活用品等方面的准备。通过本模块的学习,学习者应了解怀孕是夫妻俩的重大事情,清楚地知道夫妻俩在决定怀孕前应做好相关的知识和技能储备,并能熟练运用所学知识和技能指导准备怀孕的夫妻。

练习题

一、单项选择题

1. 怀孕前夫妻双方的准备工作包括(　　)。
   A. 睡眠准备　　　　B. 身高准备　　　　C. 心理准备　　　　D. 不用准备
2. 以下不属于怀孕前夫妻俩身体准备的是(　　)。
   A. 孕前咨询　　　　B. 孕前体检　　　　C. 坚持锻炼　　　　D. 营养均衡
3. 以下哪项不属于怀孕前夫妻俩的心理准备?(　　)
   A. 夫妻心态乐观　　　　　　　　　　　B. 夫妻感情和睦
   C. 学习怀孕知识以消除顾虑与担忧　　　D. 经常吵架
4. 以下哪项不属于怀孕前夫妻俩的卫生准备?(　　)
   A. 避免接触野生动物　　　　　　　　　B. 远离辐射环境
   C. 远离化学物品　　　　　　　　　　　D. 可以用空气清新剂
5. 以下哪项不属于怀孕前夫妻俩的饮食营养准备?(　　)。
   A. 只吃喜欢的食物　　　　　　　　　　B. 戒烟戒酒
   C. 食物多样化　　　　　　　　　　　　D. 注意食品的卫生与安全

二、判断题

1. 排卵期通常在下次月经来潮前的14天左右。　　　　　　　　　　　　　　　(　　)
2. 孕前饮食应以清淡为主,避免过咸、过甜、过辣等重口味食物。　　　　　　(　　)
3. 孕前保持适宜的体重对于准备怀孕的夫妻来说没有意义。　　　　　　　　　(　　)
4. 备孕年龄是影响生育能力和孕期健康的重要因素。　　　　　　　　　　　　(　　)
5. 激素检查是一种直观、准确地判断排卵期的方法。　　　　　　　　　　　　(　　)

三、简答题

1. 如何做好怀孕前的心理准备?
2. 如何为孕妇准备住房?
3. 孕前如何做好财务准备?

模块二
怀孕及胎儿的生长发育

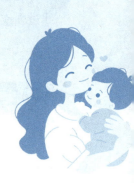

模块导读

怀孕也叫妊娠,是胚胎和胎儿在母体内发育成长的过程。① 女性怀孕是需要一定条件的,如男性及女性生殖系统健康,卵细胞和精子充满活力等。精子和卵子相遇形成受精卵,受精卵一旦形成,便开始分裂,形成胚胎,然后发育成胎儿。不同的时期,胎儿的各个器官发育不同。学习者通过本模块的学习,可以初步掌握女性怀孕所应具备的条件,了解受精与受孕的过程以及不同月龄胎儿的生长发育情况等,这样既能指导怀孕夫妻做好相关保健工作,同时也能根据不同月龄胎儿的发展水平,为实施科学合理的胎教奠定坚实的理论基础。

学习目标

1. 掌握怀孕的条件、受精与受孕过程以及不同月份胎儿的生长发育情况的相关知识。
2. 能够熟练运用所学理论知识指导怀孕的夫妻安全健康地孕育胎儿,帮助他们生育健康的孩子。
3. 具备配合国家优生优育政策贯彻实施的基本意识。

思政要点

具有提高我国人口整体素质的基本意识,能够保持对受孕相关知识和技术的关注和学习。

内容结构

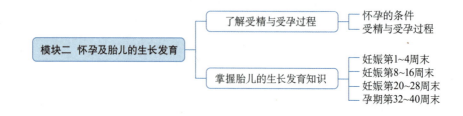

---

① 刘玉梅.妊娠相关肾脏损伤的临床研究[D].上海交通大学,2014:09.

模块二 怀孕及胎儿的生长发育

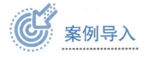
了解受精与受孕过程

案例导入

20世纪90年代,治疗不孕不育的技术就很发达。比如对运动能力弱的精子采用所谓透明层开孔术,即在覆盖卵子外部称之透明层的壁上开孔,让精子顺利地进入。但这种技术对于无运动能力的精子则没有效果。为此,医学专家便开发了注入卵膜内的方法,即用细的玻璃管插入卵子透明层和细胞质之间的卵膜内送入多个精子,这样可使在竞争中有生气的精子进入并受精。还有一种方法便是把一个精子直接送到卵子细胞质,使卵子受精。而这种显微受精技术已成为治疗男性不育的主流。[1]

请思考:根据以上案例,说说受孕的条件是什么?

怀孕是一个非常神奇的过程。怀孕是指男性的精子与女性的卵子结合后形成受精卵细胞,受精卵细胞不断分裂,形成胚胎,胚胎在子宫内依靠胎盘的营养不断生长发育,大约10个月后,从母体的阴道娩出,这个过程称为怀孕。怀孕分为有计划的怀孕和非计划的怀孕,有计划的怀孕,是指夫妻双方在身体、心理以及财务等方面做好准备的前提下,着手的怀孕。怀孕前的夫妻,应身体健康,生殖系统没有疾病,女性月经和排卵正常,男性排出的精液正常,夫妻性生活和谐美满。在此基础上,夫妻双方还应了解怀孕的基本知识。

一、怀孕的条件

健康女性的月经、卵巢、输卵管和子宫等器官正常,男性生精功能正常且睾丸以及输精管没有堵塞,这是怀孕的前提条件。受孕与精子的功能密切相关,男性精子的功能主要受到精子自身的活力、运动、形态和精浆成分等因素的影响。通常情况下,正常成年男子在性交时射出的精子总数可多达2亿~4亿个[2]。有关女性一生排多少个卵细胞,目前还没有确切的数据。但有学者认为,在假定正常情况下,健康女性在30年中每约28天排一个卵,每位女性一生中排卵的总数仅400个左右(Parkes,1970)[3]。

当夫妻双方在排卵窗口期(排卵日前5天至后1天)进行无保护性行为时,存活的精子群体与刚排出的卵母细胞在输卵管特定部位相遇,此时生殖细胞匹配度达到峰值,可实现最大限度的受精潜能。

---

[1] 吴再丰. 妊娠、生育的革命(下)[J]. 科学世界,1997(02):09.
[2][3] [美]E.S.E.哈费兹. 人类生殖——受孕与避孕[M]. 袁其晓,孙耘田,译,北京:人民卫生出版社,1985:5-6.

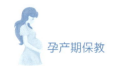

小知识

受精卵着床的三个过程

受精卵着床经过定位(position)、黏附(adhesion)和侵入(invasion)三个过程：首先是定位，透明带消失，晚期囊胚以其内细胞团端接触子宫内膜；其次是黏附，晚期囊胚黏附在子宫内膜，囊胚表面滋养细胞分化为两层，外层为合体滋养细胞，内层为细胞滋养细胞；最后是侵入，滋养细胞穿透侵入子宫内膜、膜内1/3肌层及血管，囊胚完全埋入子宫内膜中且被内膜覆盖。[①]

二、受精与受孕过程

卵子从卵巢排出经输卵管伞部进入输卵管内，停留在其壶腹部与峡部联接处等待受精。夫妻正常性交后，数亿精子进入宫颈和阴道后穹窿，精子一旦进入女性生殖道即经历成熟变化并存活2天左右[②]。这些精子需突破三重生物学屏障，即穿越宫颈黏液构成的分子筛（其网眼直径仅允许形态正常、运动力达标的精子通过），继而应对宫腔内中性粒细胞及巨噬细胞的免疫清除以及通过子宫—输卵管连接部的解剖性关卡，最后剩余的存活精子往子宫入口处游行并进入子宫口内，但最后活着成功抵达输卵管壶腹部与峡部联接处的精子群体通常仅有数十到数百条，它们在此与卵子相遇，但最终通常只有一条精子能进入卵子体内。

男女成熟的生殖细胞（精子和卵子）的结合过程称为受精。受精发生在排卵后12小时内，整个受精过程约需24小时。[③] 当精子与卵子相遇，精子顶体外膜与精细胞膜顶端破裂形成小孔释放出顶体酶，溶解卵子外围的放射冠和透明带，称为顶体反应。借助顶体酶的作用，精子穿过放射冠和透明带，精子头部与卵子表面接触之时，其他精子不能再进入。而进入卵子的精子与卵子通过核的融合及染色体的交换，最终形成一个新的细胞，这个细胞称为受精卵或孕卵，这个过程称为受精，它标志着受孕过程的开始。受精后第6~7日，晚期囊胚透明带消失后，开始侵入子宫内膜让滋养细胞慢慢嵌入子宫内膜下，使得整个囊胚逐渐埋入而且被子宫内膜所覆盖的过程，称为受精卵着床，也称受精卵植入。[④] 着床后的受精卵依靠子宫内膜丰富的营养开始不断地生长发育。受精卵着床时多数女性没有感觉，但部分女性会出现短期低温、出血、痉挛或腰酸、小腹发胀等感觉。

[①] 邱韵桓.了解怀孕的过程[J].开卷有益(求医问药),2021(09):16.
[②] [美]E.S.E.哈费兹..人类生殖——受孕与避孕[M].袁其晓,孙耘田,译,北京:人民卫生出版社,1985:02:9
[③④] 乐杰.妇产科学[M].6版.北京:人民卫生出版社,2003:28

模块二 怀孕及胎儿的生长发育

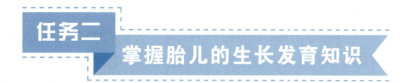

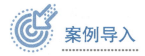

小红听说怀孕期间的胎教对孩子身心健康发展具有重要作用。于是,在怀孕初期,便每天坚持为腹中的胎儿读书、听音乐等。后来她去医院产检,并将这个情况告诉了医生,医生建议她在怀孕4个月后开始为胎儿读书。

请思考: 案例中医生为什么建议小红在4个月后开始为胎儿读书?

受精卵一旦形成,便开始分裂发育形成胚胎。不同周数的胎儿,其器官和组织发育的侧重点不同。

一、妊娠第1~4周末

怀孕第1周的受精卵大小约0.2 mm,并在24小时后开始细胞分裂,这时的受精卵由一个实心细胞团变成了胚泡。怀孕第2周,随着受精卵透明带的消失以及受精卵的迅速分裂与前行,晚期胚泡形成。怀孕第3周时,胚芽(胎儿前7周称为胚芽)长0.4~1 cm,胚芽绒毛内的血管开始形成,胚芽逐渐建立起与胎盘循环的关系。怀孕第4周,胎儿形状由一粒苹果籽那么大逐渐发育成形似海马状的胚泡,这时可以辨认出胚盘和体蒂。

怀孕前4周属于怀孕早期,多数女性会出现恶心、呕吐、头晕、乏力、嗜睡等早孕反应症状。不过,不同的女性其症状轻重不同,有的女性比较轻,有的女性比较严重。怀孕后的女性应及时到医院建立档案,定期孕检。

二、妊娠第8~16周末

这个阶段,胎儿在子宫内不断生长发育。怀孕第8周,胚胎初具人形,头大,占整个胎体近一半。能分辨出眼、耳、鼻、口、手指和脚趾,各器官正在分化发育,心脏已形成,上下肢及关节已能看出。怀孕第12周,身长约9 cm,顶臀长6~7 cm。胎儿体重和草莓差不多,外生殖器已可初辨性别,胎儿四肢可活动。怀孕第16周,胎儿身长约16 cm,顶臀长12 cm,体重约110 g。体重和猕猴桃差不多。从外生殖器可确认胎儿性别,头皮已长出毛发,胎儿已开始出现呼吸运动。皮肤菲薄呈深红色,无皮下脂肪。部分孕妇已能自觉胎动。[1]

---

[1] 常玲.十月怀胎[M].北京:东方出版社,2015(01):07.

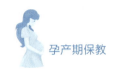

三、妊娠第20~28周末

怀孕第20周,胎儿身长约25 cm,顶臀长16 cm,体重和苹果差不多,约320 g。皮肤暗红,出现胎脂,全身覆盖毳毛(医学上指除头发、阴毛、腋毛以外,其他部位所生的细毛),并可见少许头发。开始出现吞咽、排尿功能。自该孕周起胎儿体重呈线性增长。胎儿运动明显增加,10%~30%时间胎动活跃。怀孕第24周,胎儿身长约30 cm,顶臀长21 cm,体重和两个橙子差不多,约630 g。各脏器均已发育,皮下脂肪开始沉积,因量不多皮肤呈皱缩状,出现眉毛和睫毛。细小支气管和肺泡已经发育。此时出生可有呼吸,但生存能力极差。怀孕第28周,身长约35 cm,顶臀长25 cm,体重和甜瓜差不多,约1 000 g。皮下脂肪不多。皮肤粉红,表覆盖胎脂。瞳孔膜消失,眼睛半张开。四肢活动好,有呼吸运动。出生后可存活,但易患特发性呼吸窘迫综合征。①

营养对胎儿的影响

四、孕期第32~40周末

怀孕第32周,胎儿身长约40 cm,顶臀长28 cm,体重和三个梨差不多,约1 700 g。皮肤深红仍呈皱缩状。生命力尚可,胎肺趋于成熟,出生后注意护理可能存活。怀孕第36周,胎儿身长约45 cm,顶臀长32 cm,体重和菠萝差不多,约2 500 g。皮下脂肪较多,身体圆润,面部皱褶消失。手指甲、脚趾甲已达指(趾)端。出生后能啼哭和吸吮,生命力良好,基本能存活。怀孕第40周,胎儿身长约50 cm,顶臀长36 cm,体重和西瓜差不多,约3 400 g。胎儿发育成熟,皮肤为粉红色,皮下脂肪多,外观体形丰满。足底皮肤有纹理。男性睾丸已降至阴囊内,女性大小阴唇发育良好。出生后哭声响亮,吸吮能力强,能很好存活。②

怀孕第36~40周的胎儿羊水增多,胎儿体重增加,孕妇子宫变大,容易羊水破裂或宫缩,出现早产现象。孕妇应每周进行产检,饮食多样化,营养均衡并注意吃易消化的食物。同时还要注意休息,避免过于疲劳,保障睡眠充足。不宜远距离外出以及到人群多的地方去,一旦有异常应及时就医。同时,孕妇还应保持情绪稳定,不宜过度紧张和焦虑。为了避免巨大儿的出现,孕妇在这段时间不宜吃得过多,也不宜多吃甜食。

模块小结

为了更好地孕育聪明健康的孩子,备孕夫妻应掌握基本的怀孕常识。首先,女性受孕是需要一定的条件的,比如夫妻双方身体健康,尤其是生殖器官健康,女性排卵正常,男性排出的精液正常且精子具有正常活力。精子进入卵细胞,称为受精。受精的细胞不断分裂,逐渐发育成胚胎,直至发育成胎儿。其次,不同月龄的胎儿,其身体各个器官的生长发育速度以及侧重点都有所不同,这为孕期实施胎教提供了一定的理论依据。学习者学习本模块知识,可以运用所学知识指导准备怀孕的夫妻,在一定程度上可以提高我国新生儿的身体素质。

---

① 常玲.十月怀胎[M].北京:东方出版社,2015(01):07.
② 常玲.十月怀胎[M].北京:东方出版社,2015(01):09.

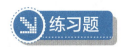

一、选择题

1. 精子在进入子宫内将遇到以下除（　　）以外的阻力。
   A. 宫颈黏液构成的分子筛的筛选
   B. 宫内中性粒细胞及巨噬细胞的免疫清除
   C. 子宫—输卵管连接部的解剖性关卡
   D. 卵子的阻挡

2. 受精发生在排卵后（　　）小时内，整个受精过程约需（　　）小时。
   A. 12，24　　　　B. 12，16　　　　C. 8，24　　　　D. 10，12

3. 怀孕第（　　）周开始可确认胎儿性别。
   A. 4　　　　B. 8　　　　C. 12　　　　D. 16

4. 受孕过程大概需要（　　）。
   A. 6～8 天　　　　　　　　　　B. 1～3 天
   C. 4～5 天　　　　　　　　　　D. 8～10 天

5. 胎儿神经元的形成开始于怀孕第（　　）周。
   A. 3　　　　B. 2　　　　C. 5　　　　D. 4

二、判断题

1. 怀孕第 5 周，可以辨认出胚盘和体蒂。　　　　　　　　　　　　　　　　　　　　　（　　）
2. 怀孕第 8 周，胚胎初具人形，头大，占整个胎体近一半。　　　　　　　　　　　　　（　　）
3. 脐带在足月妊娠时的平均长度为 50 cm，是母亲向胎儿输送营养物质、气体以及代谢产物的通道。　　　　　　　　　　　　　　　　　　　　　　　　　　　　　　　　　　　　（　　）
4. 约有 15% 的孕妇饭后可出现糖尿。　　　　　　　　　　　　　　　　　　　　　　（　　）
5. 计划外妊娠的孕妇在确定受孕事实之初，容易出现矛盾心理。　　　　　　　　　　　（　　）
6. 妊娠第 24 周起胎儿体重呈线性增长。　　　　　　　　　　　　　　　　　　　　　（　　）
7. 正常情况下，胎动每小时约 3～5 次。　　　　　　　　　　　　　　　　　　　　　（　　）

三、简答题

1. 简述胎儿第 32 周到 40 周的生长发育情况。
2. 简述受精与受孕过程。

模块三 孕期保健工作

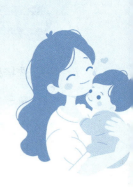

模块导读

怀孕,指哺乳类雌性(人类)在体内有一个或多个胎儿或胚胎。孕期(妊娠期)是怀孕周数,从末次月经第一天开始,到分娩结束的整个过程,通常为40周。[①] 女性一旦怀孕,就要有意识地注意自己及其胎儿的健康发育,在衣食住行方面小心谨慎,同时进行必要的保健工作,以孕育出健康的孩子。通过本模块的学习,学习者可以初步明确孕妇孕期的保健工作,涉及孕期咨询与检查、怀孕不同时期的保健要点、孕期的心理健康等基本知识及具体流程;在此基础上,能够清楚地知道在怀孕期间,孕妇在生活、工作以及外出等方面的注意事项,有助于指导孕妇孕育出身心健康的胎儿。

学习目标

1. 掌握孕期的保健措施和注意事项,包括孕期咨询与检查、怀孕不同时期的保健要点、孕期的心理健康,以及孕期各类注意事项等基本知识和技能。

2. 能够运用孕期保健措施以及孕期注意事项等基本知识和技能,指导怀孕的女性健康安全地孕育胎儿。

3. 初步形成科学孕育新生命以及优生优育的基本意识,减少胎儿畸形发育及新生儿畸形的概率。

思政要点

《中华人民共和国劳动法》第六十一条明确规定,"不得安排女职工在怀孕期间从事国家规定的第三级体力劳动强度的劳动和孕期禁忌从事的劳动。对怀孕七个月以上的女职工,不得安排其延长工作时间和夜班劳动"。学习者在熟知相关规定后,结合本模块所学理论知识和相关技能,指导孕妇清楚地了解孕期应享有的权益。

---

① 王莉.孕期注意事项有哪些[J].大健康,2020(08):30.

模块三　孕期保健工作

内容结构

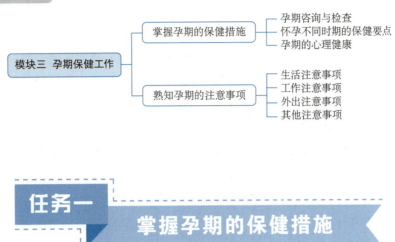

任务一　掌握孕期的保健措施

案例导入

小敏在怀孕早期,呕吐现象特别严重,每天吃什么就吐什么,小敏被呕吐折磨得非常难受。每当这时,小敏的丈夫总是耐心地安抚她,并亲手为她做很多好吃的食物。为了减少呕吐,小敏的丈夫用糯米120克按常法熬粥,每天让她温服四次,同时不让她食用硬、冷的食物。为了增加小敏的食欲,小敏丈夫还经常制作馒头片和面包片,让她食用,有助于消化吸收。为了腹中的胎儿,小敏在呕吐后,继续进餐。熬过一段时间后,随着呕吐次数的减少,小敏的身体越来越舒服,即将为人母亲的她也越来越幸福。

请思考： 怀孕早期的女性,在饮食方面应注意哪些事项？

女性怀孕后,应积极注意孕期保健,只有这样才有助于孕妇及胎儿身心健康发展。本任务内容具体包括孕期咨询与检查、怀孕不同时期的保健要点、孕期的心理健康等。

一、孕期咨询与检查

（一）孕期咨询

孕早期的胚胎保健以胎儿保健为主,具体措施包括咨询了解孕早期的生理过程,妊娠反应的精神准备及家庭护理,宫外孕的早期表现及识别,特别要注意预防风疹、疱疹、巨细胞病毒、弓形虫感染等疾病。孕早期孕妇应继续服用微量叶酸以预防胎儿神经管畸形,并且妊娠期间不滥服药物。孕妇应积极配合进行唐氏筛查21-三体,即通过唐氏筛查评估胎儿是否有患21-三体综合征的风险。全面体检身体,记录血压。怀孕早期,孕妇要减少生活中影响胚胎健康发育的不利因素,如避免性行为等。孕期保教时孕妇的丈夫也应积极学习,以便能够帮助妻子避免流产等意外事故的发生。

怀孕早期,还应对孕妇进行疑难杂症的咨询,若孕妇或丈夫患有梅毒、侏儒或智力严重低下

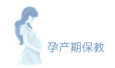

等疾病,咨询人员应规劝孕妇终止妊娠。对获得性疾病和宫内病原体影响而导致生育出缺陷者,建议进行回访性咨询,分析其获病原因并进行优生指导,必要时协助其再次妊娠。

(二)孕期检查

女性怀孕后,需要按时到医院体检,孕妇首次体检,需要建立孕妇保健手册。手册中会详细记录孕妇日常饮食习惯、血压、血糖水平以及胎儿发育情况等,让孕妇了解怀孕后健康方面的知识,意识到孕期保健的重要性。按照怀孕时间的长短,孕妇体检的侧重点是不同的。比如,在停经6周左右或者7周时来医院做B超检查,是第一次孕检。这次检查若发现宫内孕有活胎,就能在医院建立孕妇保健手册,也就是通常所说的建档。建档需要进行血常规、尿常规、血型、肝肾功以及术前四项,术前四项包括乙肝表面抗原、梅毒螺旋体、艾滋病、丙肝,以及心电图、血压测量、体重指数等检查。孕检次数与频率应根据怀孕的周数而定,孕检一般怀孕7个月前每月一次,怀孕8至9个月每两周一次,最后一个月每周一次。孕检包括B超检查、NT检查,以及唐氏筛查、大排畸、糖耐检查、胎心监护等。这里重点介绍B超检查和NT检查。

1. B超检查

怀孕6~9周,进行B超检查主要确定孕周、排查是否为宫内妊娠等问题;怀孕20~26周,主要排查胎儿是否畸形发育,如颜面部、四肢、大脑、内脏器官、心脏畸形等。怀孕30~32周,主要检查胎儿生长发育的情况,查验胎儿是否有生长受限,羊水或脐带等不正常情况。怀孕37~39周,其目的是检查胎盘成熟度、胎儿生长发育等情况以预测分娩方式等。值得一提的是,临床B超检查,对胎儿的危害是极小的,不需担心但也不能过多检查,按照医嘱检查是最好的方式。①

2. NT检查

NT是Nuchal Translucency的缩写,即颈项透明层。NT检查是指对胎儿颈部透明液体的检查,目的在于尽早发现唐氏综合征等胎儿染色体异常情况。这项检查在怀孕11~14周进行。这是因为11周之前胎儿太小,会使检查准确性较低,过了14周,过多的液体可能被宝宝正在发育的淋巴系统所吸收。此项检查利用超声波技术进行,对母婴无伤害。长期的研究表明,胎儿颈项透明层厚度与胎儿染色体疾病及其他结构畸形有相关性。错过14周前的NT检查,孕妇就需要等待接下来的唐氏筛查了。

二、怀孕不同时期的保健要点

1. 孕早期

孕早期,主要是指孕妇怀孕的第1~12周。这段时期的孕妇需要养成良好的饮食和作息习惯,比如少食多餐,选择含有蛋白质、维生素丰富的食物,结合孕妇自身体质控制每日脂肪摄入量等。怀孕期间,孕妇可以阅读饮食营养摄入方面书籍,并详细了解自己怀孕期间的身体状况、日常饮食状态、运动量等,然后参考国家营养学会的孕期营养摄入标准获取营养。孕妇可以邀请营养专家帮忙制定个性化的饮食方案,综合考虑自己每日营养摄入,纠正错误饮食认知行为,确保满足自身及胎儿的营养需求,避免体重过度增长。若是特殊孕妇,如有妊娠高血压、妊娠糖

---

① 于菲菲. 孕检备忘集[J]. 母婴世界,2014(03):71-73.

尿病等,也可以请营养专家帮助其制定营养辅助计划。怀孕早期,孕妇应早睡早起,并适当午休。在休息过程中,可以适当将下肢抬高,避免长时间站立而使腿部的承载力过重,同时关注下肢及脚部是否水肿。每日保持适量运动如散步等,以此促进血液循环,增强代谢的功能。

 小知识

孕妇妊娠早、中、晚期的注意事项

妊娠对母体和胎儿都有很大的影响,因此准妈妈应高度重视孕期里的保健。怀孕早期,胎儿最易受到来自外界不良因素的影响,出现流产或胎死腹中的概率比较大;妊娠中期,胎儿生长发育加快,准妈妈应注意饮食营养和休息;妊娠后期,胎儿体型增大,准妈妈的营养及体力消耗较大,这时既要注意营养补充,还要避免过度劳累和重体力劳动。①

2. 孕中期

孕中期主要是指孕妇怀孕的第13～24周。孕中期是胎儿各种器官发育的关键期,孕妇需要大量摄入蛋白质、钙元素和维生素等,因而在食物的选择方面,应注重选择营养丰富且易于消化的食物,并严格控制辛辣、油脂的摄入。这段时期,孕妇应穿着宽松的衣物,不穿高跟鞋,以避免因重心不稳而增加各类风险的发生率。这段时间,孕妇应淋浴而不要盆浴,以避免污水进入会阴部,增加感染疾病的概率。在怀孕期间,若出现胸闷、心悸等症状,需要及时就医。怀孕期间,孕妇的体重增长量最好控制在12 kg以内,避免胎儿过大难以生产。

3. 孕晚期

孕晚期,主要是指孕妇怀孕的第25～40周。这个阶段需要做好预防胎盘早剥、流产、早产等评估与防范工作。在每次产检过程中,护理人员需耐心为孕妇及家属开展各方面的知识宣传,让孕妇明确孕晚期的注意事项,并做好孩子出生时的各种准备工作,包括产妇与新生儿需要的各类物品等。孕晚期的孕妇去医院产检时,产科医生要对孕妇各方面情况进行评估,观察胎儿发育情况及胎位等,指导孕妇进行产前呼吸以及体位管理。若孕妇存在焦虑、害怕等不良情绪时,及时开展产前导乐护理,指导产妇正确认识分娩,减少恐惧感。②

 小知识

流产的类型及其症状

流产有先兆性流产、习惯性流产等多种类型,其中先兆性流产是指妊娠28周前,先出现少量阴道流血,常为暗红色或血性白带无妊娠物排出,相继出现阵发性下腹痛或腰背痛。妇科检查宫颈口未开,胎膜未破,子宫大小与停经周数相符。经休息及治疗,症状消失,可继续妊娠;若阴道流血量增多或下腹痛加剧,可发展为难免流产。③

在分娩前,产科医生还会为孕妇讲解分娩护理方案,耐心讲解分娩大致流程以及助产护理

---

① 胡博.孕期保健知多少[N].甘肃科技报,2024-4-30,005版:01.
② 陈双云.孕期保健护理在改善孕妇妊娠结局中的作用[J].中国医药指南,2023,21(36):133-135+139.
③ 谭晶.远离孕期流产[J].母婴世界,2011(05):70.

举措等,为孕妇及其家属发放新生儿护理的相关资料,如新生儿沐浴注意要点、早期脐部护理手册等,让孕妇及其家属熟知新生儿护理知识和技能技巧。

三、孕期的心理健康

(一)医生对孕妇不良心理的疏导

女性怀孕期间,家人及医生都要密切关注孕妇的心理健康。孕妇心情愉快,情绪稳定,胎儿在子宫内也能正常且有规律地活动和发育;倘若心情烦乱,焦虑忧郁、紧张恐惧或过分激动,胎儿会增加活动的频率和强度,严重影响胎儿的正常生长发育。[①] 有的孕妇因首次怀孕而出现紧张、担心等不良情绪,这时需要专业人员的及时疏导安慰。孕妇长时间心理压力过大,容易对自身及胎儿的发育带来不良影响。孕妇的负面情绪会导致孕期及产后抑郁风险、妊娠高血压,同时还可能延长产程、导致难产而不得不采取剖宫产,增加早产、低体重儿等概率。因此,医生在检查时需要关注孕产妇的心情,针对其出现的不同负面情绪,给予相应的疏导。比如医护人员在每次产前检查以及电话随访过程中,对孕妇的心态进行评估,分析其是否存在不良情绪,并有针对性进行疏导。同时积极鼓励孕妇倾诉心理压力,让其保持乐观积极向上的心态。

(二)家人的关爱与陪伴

女性怀孕后,离不开家人的关心和照顾。除了为孕妇营造良好的家庭氛围、和谐的家庭成员关系以及经常陪伴孕妇外,丈夫自身也要保持愉快的心情和强健的身体,积极主动学习孕产妇和婴幼儿保教知识。

1. 悉心关爱孕妇

怀孕期间,孕妇由于身体不适等因素容易产生情绪波动,这就需要家人细心地观察,并给予相应的呵护和照料。比如为孕妇拟定详细的菜谱、烹饪可口的饭菜;为孕妇营造温馨和睦的家庭氛围;当孕妇不开心或烦躁不安时,可以为其讲笑话或陪伴其外出散步等。业余之际,家庭成员能够经常抽时间陪伴孕妇,并与其一起做胎教等。

2. 随时陪伴孕妇

家人尤其是丈夫与怀孕的妻子组成了一个不可分割的小团队,夫妻俩一起经历为人父母的过程,当孕妇感到怀孕的压力并需要振作起来时,或感到欣喜若狂并想分享其喜悦时,丈夫都应随时陪伴在其身边。不仅如此,丈夫还应与妻子一起了解附近生产的医院及其路线,在手机里保存产检医生姓名及救护车等电话,在车内准备必需物品。

(三)伴侣应注意的事项

1. 保持良好的心情

怀孕期间,丈夫应学习管理和控制自己的压力和焦虑,为当好父亲做好充分的准备。一是情绪情感上的准备,因为妻子一旦怀孕,对丈夫来说既是家里的巨大变化,也是压力和挑战。丈夫要调节好自己的情绪,比如可以请教长辈或其他有经验的男性,也可以每天给自己留几分钟,听音乐或休息。二是在妻子能外出旅行时,可以带着她外出旅行。总之,丈夫每

---

① 左其容.孕妇情绪影响胎儿心身健康[J].家庭医学,1989(05):40.

天应尽可能心情愉快地陪伴怀孕的妻子。而且,妻子一旦怀孕便会更多地关注腹中的孩子,这时丈夫难免产生嫉妒心理,这时要及时克服这种不良心理,并牢记自己的责任,细心照顾呵护孕期的妻子,对妻子敞开心扉,与她谈谈自己的感受。

2. 坚持锻炼身体

注意锻炼身体,保持体力和活力。妻子一旦怀孕,丈夫除了上班还要照顾妻子以及准备孩子的一些物品,因而每天疲于奔波,这时很容易忽视锻炼和一日三餐。因此,这段时间的丈夫要定期锻炼身体,禁止抽烟喝酒且每天吃新鲜水果和蔬菜,睡眠充足,以保持健康的身体。与此同时,丈夫也应与妻子协商彼此分担家务活动等,帮助妻子做一些力所能及的事情,减轻负担和压力。

3. 主动学习育儿知识

丈夫可与妻子一起学习胎教及育儿知识。妻子怀孕后,丈夫的生活方式也因此而改变,这时需要做出调整和牺牲,比如作息时间和工作时间的调整。丈夫要及时告诉自己的领导以便请假照顾妻子或陪妻子产检。丈夫与妻子可以共同列出孕期需要准备的物品清单,并逐条实施。而且,还要咨询并学习孕期保教和育儿以及管理家庭财务的知识和技能,比如丈夫需要了解产检、分娩期间以及孩子出生后的大概开销,核查自己家里的财务情况,制定家庭年度总收入及孕期及孩子出生后所需要的开销计划。最重要的是,保持积极乐观的态度和灵活多变的应对策略。

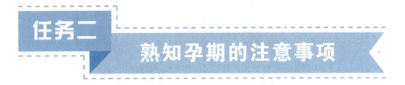

任务二 熟知孕期的注意事项

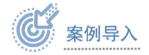

案例导入

一位怀孕的农村妇女,仍然每天从事比较繁重的农活,甚至还蹲在地上除草或洗衣服等。好心人劝她别做再做这样的农活了,可她笑着对他人说,我们农村人没有那么娇惯,这点活我能做。当她到当地人民医院分娩时,医生判断其难产,便采用剖宫的方式将胎儿抱出来,却是一个死胎。这位妈妈后悔不已。

请思考: 以上案例说明孕期女性应注意什么?

女性得知怀孕后,就应该有意识地在日常生活、工作以及饮食方面注意以下情况,才能更好地保护自己及胎儿的身心健康发育。

一、生活注意事项

在日常生活中,女性怀孕后,应注意不接触野猫、野狗等,不抽烟、不喝酒、不搬运重物或进行激烈运动,不接受X射线检查,不泡热水澡,注意卫生和营养均衡。此外,怀孕后的女性,要注意避免与有毒有害气体、药物等接触,避免繁重的劳动或下蹲动作。

(一) 饮食注意事项

在怀孕期间,孕妇的饮食习惯也随着胎儿的不断增长而变化。在怀孕早期,有些孕妇看到食物会有恶心反应或呕吐行为。因而在此阶段,要注意饮食营养,多吃维生素、蛋白质丰富的食物,如新鲜蔬菜、水果、蛋、鱼、肉等。怀孕中期及晚期,胎儿发育加快,孕妇可以食用含有微量元素的食物如虾皮、海带等。此外,黑木耳、花生、核桃、紫菜、猪肝等也可以适当食用。但应注意不能吃得太多,要把握适宜的量。孕期有些食物尽量不吃,比如鸡油、猪油等,不宜吃刺激性比较强的如辣椒、花椒、芥末、生姜、丁香等,以及螃蟹、柿饼、柿子、田螺、咸肉、腌菜、咸鱼、可可、槟榔、生萝卜、海龙等,忌吃蜂蜜、冰糖、蜜饯、龙眼肉、糯米饭、大枣、糍粑等。①

(二) 穿衣注意事项

外衣。孕妇的衣服最好方便穿脱,孕期可以穿孕妇专用裤子,方便保护腹部,孕妇裤的裤带是松紧的,能够根据腹部大小调节。怀孕期间的女性容易体热出汗,因此在挑选孕妇装时应挑选天然纤维含量高的面料,如纯棉、棉麻、丝绸等,也可选购棉混纺面料、亚麻混纺面料、雪纺纱材质的衣服,它们具有手感好、不易皱、好打理的特点。下装可以选购高密针织面料的衣物,这样的衣物具有弹性大、不易变形的特点,亲肤透气功能良好。② (图 3-2-1)

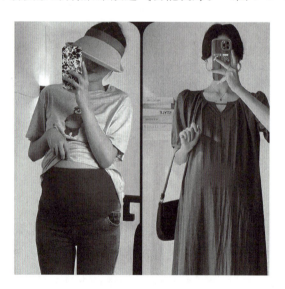

图 3-2-1 孕期着装

贴身内衣。孕妇皮肤敏感,容易出现过敏现象。因此,孕妇的内衣以及外衣等都应是纯棉或真丝材质的,否则会因过敏而给孕妇及胎儿带来不良影响。

胸罩。随着怀孕周数的增加,胎儿在不断地长大,孕妇的乳房也再次发育增大,在孕后期还会分泌乳汁。以往的胸罩无法满足需求,因此需要选择大小合适、底部有支撑、罩窝深且胸罩带宽一点的胸罩,这样避免双肩紧绷感。

---

① 王莉. 孕期注意事项有哪些[J]. 大健康,2020(08):30.
② 孙希璐. 职场环境下的孕妇装设计[J]. 西部皮革,2021,43(16):66-67.

内裤。孕期的女性肚子大,行动不方便,因此需要选择宽松合适的纯棉内裤,方便行走。孕期不能穿收腹、大腿根处比较紧的内裤,以免阻碍血液循环及行动。这段时期,孕妇的腹部是重点保护的部位,最好穿富有弹性的内裤。

鞋袜。怀孕期间,孕妇不宜穿高跟鞋,最好穿有弹性且防滑的平底鞋。同时,应注意鞋子要宽松,方便穿脱。[①] 袜子最好是棉质透气的,不宜穿尼龙袜子。

(三) 睡眠注意事项

怀孕期间孕妇的生理、心理产生巨大变化,呕吐、子宫压迫、尿频、臀部或骨盆疼痛、背部疼痛、腿部痉挛、胃食管反流、心理状态改变,甚至生活方式、习惯和口味都有所改变,这些因素也可能影响孕妇的睡眠。[②] 孕期睡眠时间低于6小时以及失眠等会增加胎盘早剥、早产、剖宫产的风险。女性在孕早期易出现焦虑、抑郁、压力过大等不良心理。而焦虑、抑郁、压力、年龄、家庭收入、孕次和产次等因素也会影响孕妇的睡眠质量。给予孕期女性心理干预和睡眠干预有助于胎儿和母体睡眠质量的改善。[③]

孕晚期随着孕妇子宫的增大而压迫直肠,会增加便秘的发生率。因而孕妇应养成定时排便和良好的高膳食纤维饮食习惯并适当运动,这样既可以减少便秘,也能改善孕期睡眠质量。噪声是妊娠早、中期睡眠质量的危险因素,尤其对睡眠质量比较差的孕妇来说其影响更大。有研究表明,噪声会导致孕妇无法入睡、睡眠中惊醒、深睡眠障碍、心理压力等问题。[④]

良好的睡眠是保证孕妇及其胎儿健康发育的重要生理过程。相对普通人而言,孕妇的睡眠受到激素、内分泌和心理等因素的影响,睡眠模式相较孕前存在很大变化。不同的睡眠模式,对孕妇及其胎儿的影响不同。孕妇的睡眠模式,包括入睡时间、觉醒时间、睡眠时长、睡眠类型及午睡时长、频率等,对胎儿会有较大的影响。有研究发现,孕期睡眠模式(包括午睡时长、午睡频率、入睡时间、觉醒时间、睡眠时长及睡眠类型)对新生儿出生体重及匀称度存在影响,并与早产、低体重儿、巨大儿、小于胎龄儿及大于胎龄儿的发生风险独立关联。[⑤]

因此,怀孕期间的女性首先应高度重视睡眠结构和睡眠质量。睡眠结构通常包括浅睡期、深睡期等几个阶段。睡眠质量是指睡眠的深度、持续时间,以及醒来后身体恢复的状况。美国学者研究表明:女性在怀孕期间所发生的生理变化与睡眠结构变化有关。这些变化会在心理层面、代谢和表观遗传学层面影响母亲及其后代的健康。此外,睡眠时间和质量可能对饮食模式有影响,而饮食模式直接影响后代的健康。因此,为了自身和胎儿的身心健康,孕妇应保证自己有充裕的睡眠时间以及良好的睡眠质量。[⑥] 其次,孕妇在睡前可以喝杯热牛奶或吃点面包,还可以泡脚或洗澡,在缓解脚部及身体疲劳的同时还能促进血液循环,也有助于快速入睡。再次,孕妇睡前还可以听听音乐,保持卧室安静没有噪音,心情愉悦,及时消除不良情绪等。最后,应采取合适的睡姿。不同的时间段,孕妇的睡眠姿势不同。孕妇最好采用左侧位睡觉。这种睡姿

[①] 王莉. 孕期注意事项有哪些[J]. 大健康,2020(08):30.
[②] HUNG H M, TSAI P S, KO S H, et al. Patterns and predic-tors of sleep quality in Taiwanese pregnant women[J]. MCN Am J Matern Child Nurs, 2013, 38(2): 95-101.
[③] 季文佳. 孕期心理健康状态与睡眠质量的纵向研究[J]. 中华全科医学,2023,21(09):1552-1555+1589.
[④] HE. S, SMARGIASSI. A, LOW. N, et al. Residential noise exposure and the longitudinal risk of hospitalization for depression after pregnancy: postpartum and beyond[J]. Environ Res, 2019, 170: 26-32.
[⑤] 郑小璇. 孕期睡眠模式对出生结局的影响[D]. 武汉:华中科技大学,2018.
[⑥] 桂玉燕,史慧静,肖喜荣. 孕期睡眠与子代出生体质量相关性的研究进展[J]. 中国临床医学,2023(01):140.

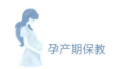

不仅对孕妇自身有好处,同时也有助于胎儿的生长发育。这是因为左侧位入睡可以缓解子宫的韧带紧张,还能为胎儿提供更多的氧气。随着胎儿身体的不断长大增加,子宫会不断增大,胎儿呈右旋状态。若采用右侧位睡眠则可能对子宫产生压迫,影响胎儿供氧与供血。若子宫右旋不明显的孕妇且左侧卧位睡眠时感到胸闷、憋气,则可以选择自己舒适的体位睡眠如右侧卧位睡姿。在怀孕中期,孕妇若是羊水过多或怀双胞胎,应保持左侧卧,这种睡姿可纠正子宫右旋,减轻子宫对动脉的压迫感,增加胎儿的供血量而促使其正常发育。孕妇若感觉下肢沉重,可取仰卧姿势,用松软的枕头抬高下肢。怀孕晚期,不能仰卧,否则会因回心血流量减少而产生恶心、眼前发黑、出冷汗等现象。此外,怀孕早期还应改掉搂着东西或趴着睡等不良睡姿。总之,根据自身的实际情况,孕妇可以不断地调整合适的睡姿。

二、工作注意事项

现代的职业女性,经常使用电脑工作。孕期女性在使用电脑时,也有一些注意事项。此外,一些从事养殖、农业的女性,也应注意不接触野生动物、农药等。

(一) 使用电脑时的注意事项

首先,怀孕期间的女性,使用电脑时要注意时间不宜过长,比如每周不宜超过20小时,使用电脑1小时后应休息10分钟,避免手指关节、手腕、手臂肌肉、双肩、颈部、背部、腰部等酸胀疼痛。使用电脑时坐姿正确,电脑与座椅的高度应适宜,不宜在电脑前久坐不起,否则容易引起盆腔血液滞留不畅等症状。

其次,应多吃新鲜蔬菜、水果和富含维生素A及维生素E的食物,如豆制品、鱼、牛奶、核桃、花生、青菜、大白菜、番茄等。可以适当饮用绿茶,茶叶中的脂多糖既有助于机体造血功能,还可以增强机体的免疫力以及防止辐射。

再次,要注意用眼卫生。在使用电脑时,注意眼睛与文稿、屏幕的距离保持在50厘米以上,角度合适。看一小时电子产品可闭目或远眺,让眼睛放松。荧光屏可以使用滤色镜以减轻视觉疲劳。

最后,电脑前的灯光要柔和,避免光线直射屏幕。电脑房应经常通风,同时光线适宜,不宜过亮或过暗。室内最好有空调、风扇或窗户,以便将不良空气排到室外。①

(二) 特殊职业注意事项

一些从事饲养或农业劳动的女性,怀孕后要注意尽量不接触猪、羊、狗等牲畜,而且还要远离农药等有害药品。

1. 暂时停止禽畜饲养

孕期尽量不与动物接触。若是农村孕妇,在怀孕期间应暂时不做饲养禽畜的劳动。这是因为一些人畜共患的传染病可能由禽畜传染给人类,有的对孕妇及胎儿会产生极大的危害,如在牛、羊、猪等动物广泛流传的布鲁氏菌病、羊型菌,以及猪、羊、狗等动物身上的弓形虫病,也容易通过水或食物传染给孕妇或胎儿,导致孕妇流产、早产或胎死宫内等。此外,孕妇

---

① 宋继标.孕妇用电脑的注意事项[J].解放军健康,2009(05):21.

最好不要抚摸或逗玩野猫、野狗等,避免接触被这些动物的排泄物污染了的其他物品等。若有接触,应用肥皂仔细清洗双手。

2. 尽量避免接触农药

孕妇在怀孕期间尽量不接触农药如敌百虫、除草剂等,这些药物都能通过母体的血液进入胎盘而影响胎儿的正常发育,有的农药可能会导致胎儿发育迟缓、死胎,还可能导致胎儿畸形如唇裂等残疾。不要到刚喷洒过农药的庄稼地里去,更不要把农药放在卧室里。此外,孕妇应避免接触空气清新剂、杀毒剂、杀虫剂、洗碗液等。

三、外出注意事项

孕妇外出开车时要注意自己的穿着和坐姿,外出行走时尽量避免到交通及人群拥挤的地方。

(一) 开车时的注意事项

孕期开车时,最好不要使用靠垫,否则腹部会因靠垫使身体前倾而受到压力,可能导致子宫受到严重压迫甚至流产等。车内空调可调到 26℃或吹自然风。避免在交通密集的地方开窗以防吸入汽车废气等。开车时最好将头发扎起以免影响视线。开车时,不穿高跟鞋、拖鞋,最好穿平底鞋或运动鞋,以减少交通事故的发生。此外,车内不宜放香水或其他刺激性的物品,车内应经常消毒清洁,保持干净整洁。(图 3-2-2)

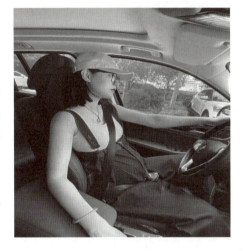

图 3-2-2 孕期驾车

(二) 出行时的注意事项

怀孕后,孕妇的出行尤其重要。居住在城市里的孕妇,外出步行时尽量有人陪伴或走车辆少的道路,避免与自行车、汽车等的碰撞而带来的伤害;孕妇乘坐公交车或地铁时,尽量避免乘车高峰期,避免乘客太多带来的过分拥挤而挤伤腹中的胎儿,最好让家人接送上下班。居住在农村的孕妇,应注意远离池塘或河沟边以避免滑落到水中;同时也不宜在凹凸不平的路上行走,以避免摔倒或扭伤给自己及胎儿带来损伤或造成流产等严重后果。

四、其他注意事项

怀孕期间,女性可以做一些运动,但在运动时也要注意力度适中,避免剧烈运动。孕期夫妻同房时,也应注意时间、时长以及体位等。

怀孕期间,孕妇可以适当做点家务,如买菜、烧饭、扫地、擦桌子等,也可以采取散步、孕妇瑜伽之类的运动方式,宜选择运动强度不大的活动。在运动时,要密切关注自己的脉搏和体温,如果出现气喘、宫缩频率增加或阴道出血等现象,就应立即停止。若要继续运动,一定要咨询医生。与此同时,孕妇还应避免负重或下蹲等,否则会导致腹部的压力增大,骨盆支持力度增加,

孕期同房
注意事项

下肢及盆腔血液回流受阻而使得胎儿供氧不足,影响胎儿的正常发育甚至导致流产、早产或死胎等。

模块小结

女性怀孕后,应注意自我保健。本模块介绍了孕期咨询与检查、不同孕期的保健要点、孕期心理健康、孕妇工作与生活等方面的注意事项。孕期需要进行专业的咨询,进行常规的检查,以确保母婴健康。孕期应养成良好的饮食和作息习惯,避免刺激性的和寒凉食物的摄入。孕期心理健康尤为重要,医护人员、家人及伴侣应对孕妇表达关爱,及时疏导不良情绪。本模块还介绍了孕妇在饮食、着装、睡眠、使用电脑、开车等方面的注意事项,避免各类不利于孕妇及胎儿身心健康发展的因素,只有这样,才能孕育健康的宝宝。

练习题

一、单项选择题

1. 以下哪项是适合准爸爸做的胎教?(   )

    A. 买个播放器放老婆肚子上播放音乐

    B. 早晚出门和回家都跟孕妇肚子里的宝宝打个招呼

    C. 啥也不用做,反正孩子又不在我肚子里

    D. 带着孕妇去野外露营

2. 为了宝宝健康发育,以下哪件事孕妇不应该做?(   )

    A. 剪掉长发,避免头发和宝宝抢营养

    B. 饮食与怀孕前一样,辛辣食物照样吃

    C. 适量运动,如做孕妇瑜伽等

    D. 每天水果量控制在300克以内,避免高血糖

3. 孕妇晚上总睡不好,准爸爸的错误操作是(   )。

    A. 走廊放盏小夜灯,方便孕妇去卫生间

    B. 晚上准备点食物,方便孕妇感到饿时进餐

    C. 假装没发现,继续睡

    D. 陪孕妇聊天按摩,放松心情

4. 关于孕期卫生,下列哪项是错误的?(   )

    A. 孕期饮食应富有营养而少刺激性

    B. 吃易消化的、富含蛋白和维生素的食物

    C. 注意清洁身体,经常洗盆浴

    D. 注意乳房卫生,矫正乳头内陷

5. 孕早期是指(   )。

    A. 孕12周以前   B. 孕20周以内

    C. 孕12周以后   D. 孕8周以内

6. 孕妇缺碘可引起（　　）。
   A. 贫血　　　　　　　　　　　　　B. 妊娠高血压
   C. 流产　　　　　　　　　　　　　D. 糖尿病
7. 高龄产妇是指生育妇女年龄超过（　　）岁。
   A. 30　　　　B. 25　　　　C. 28　　　　D. 35

二、判断题

1. 孕期正常胎动次数12小时应不少于20次。（　）
2. 产妇应于产后42天去医院进行生殖器复旧情况检查。（　）
3. 正常情况下怀孕28～37周的妇女应每月定期产检一次。（　）
4. 采用口服避孕药避孕者，如要生育，停药后才能受孕。（　）
5. 妊娠最早、最重要的症状是恶心、呕吐。（　）

三、简答题

1. 简述孕妇使用电脑时的注意事项。
2. 请列举怀孕中期的保健措施。

模块四
产期保健工作

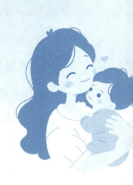

模块导读

本模块主要学习分娩的含义、分娩的三个过程以及分娩后常见疾病的预防与治疗。学习者通过学习,可以明确产妇选择何种分娩方式,取决于她们生产时的实际情况,同时熟悉孕妇分娩前应做好的相关准备,产后身体修复的措施包括运动、心理调适、饮食调理等,以及产后抑郁、产后感染、产后乳腺炎、产后腰痛及其他疾病产生的原因、预防与治疗方法等知识,并能将所学知识或技能用于指导孕妇和产妇。

学习目标

1. 熟悉分娩的基本常识如分娩前的准备、分娩方式以及分娩过程。
2. 掌握产褥期护理的基本知识与技能,学会产后常见疾病的护理方法。
3. 能熟练运用产褥期护理的知识与技能指导并护理产妇,针对产后常见疾病,能帮助产妇有效应对。

思政要点

《中华人民共和国母婴保健法》中提出:"医疗保健机构应当为育龄妇女和孕产妇提供孕产期保健服务。""为孕妇、产妇提供卫生、营养、心理等方面的咨询和指导以及产前定期检查等医疗保健服务。"托育相关专业学生不仅需要掌握产妇分娩和产后护理的基本知识,还要理解国家、社会、家庭对母婴健康的重视,明确个人在这一过程中的责任和作用,从而具备一定的社会责任感和人文关怀精神。

模块四 产期保健工作

内容结构

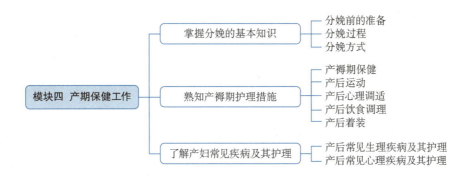

任务一 掌握分娩的基本知识

案例导入

2024年2月10日是中国农历龙年的大年初一,有位孕妇为了让孩子在龙年出生,便不顾胎儿的身心发育是否成熟,在龙年快来之际,便入住医院,要求医生在2024年2月10日为其剖宫,生了一个女儿,父母高兴地叫她"小龙女"。

请思考: 以上案例中父母的做法是否正确?为什么?

俗话说十月怀胎,一朝分娩。分娩,是指自母体中作为新的个体出现,特指胎儿脱离母体作为独自存在的个体的这段时期和过程。

一、分娩前的准备

孕妇分娩前,需要提前做好相关物品的准备,所准备的物品既包括产妇所需要的物品,也包括新生儿所需要的物品。

(一) 产妇用品

产妇需要准备的用品包括:宽松且容易穿脱的睡衣,哺乳胸罩或背心、吸奶器、棉袜、拖鞋、内裤、毛巾、脸盆、防溢乳垫、洗衣皂、消毒液、驱蚊器、牙刷、牙膏、浴巾、大卷卫生纸、餐具、充电器等(图4-1-1)。

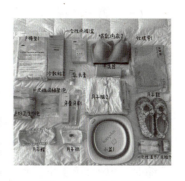

图 4-1-1 产妇用品

(二)新生儿用品

为了将美好的情绪传达给宝宝,分娩前的孕妇可以为新生儿准备色彩淡雅且有漂亮图案的物品,比如衣物、包被、包单、胎帽、吸水性好的柔软毛巾、防水的隔尿垫、纱布、浴巾、口水巾、婴儿棉柔巾、湿巾、正规品牌的纸尿裤、婴儿床及垫褥、小被子、小床垫、床单、枕巾、黑白卡、儿童画册等(图4-1-2)。儿童画册可以用胎教时看过的读物,且把它们放在一个固定的手袋里备用。还应准备婴儿车,婴儿车上可以挂着链状玩具,每个链上有不同的触点,这是用来刺激婴儿触觉发育的,以此增强婴儿的大脑功能。

准父母还可以为新生儿准备色彩鲜艳的牙胶玩具、摇铃,有响声的玩具往往是婴儿的最爱。此外,应为婴儿准备奶粉、玻璃材质的奶瓶、恒温水壶、消毒柜、奶瓶刷、汤匙、专用消毒锅、润肤油、消毒物品、体温计、水温计、浴盆、脸盆、蚊帐(图4-1-3)、沐浴露、婴儿洗衣液、奶瓶清洗剂、肚脐贴、护臀膏、碘伏、温奶器等。其中汤匙的大小要合适,形状圆滑,材质无毒无害。值得注意的是,为新生儿准备的衣物应是宽松柔软的白色或浅色棉布系带式的,且应式样简单,易穿脱,便于洗涤;尿布与湿纸巾等都应不含刺激性物质且柔韧性好、不易破损、吸水性强。

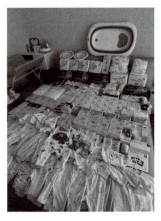
图4-1-2 新生儿用品

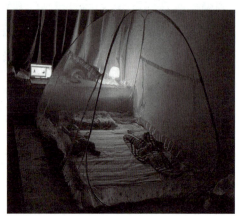
图4-1-3 婴儿蚊帐

二、分娩过程

分娩的全过程共分为三期,也称为三大产程,这三大产程是一个连续不间断的过程。

(一)第一产程

第一产程,即宫口扩张期。该产程分为潜伏期与活跃期。潜伏期是指宫口扩张的缓慢阶段,初产妇生产时间不超过20小时,经产妇不超过14小时。活跃期是指产妇宫口从6厘米开至全开(10厘米)。开始时子宫收缩力量相对较弱,几个小时后,子宫收缩变得频繁且有规律,子宫收缩力和收缩时间也逐渐加强。收缩时子宫发硬,子宫口也慢慢扩张,到第一产程末,其子宫收缩也越来越强,宫缩间隔1~2分钟就出现一次,每次持续1分钟,直至宫口逐渐开全。当宫缩时,产妇会感觉下腹疼痛和腰酸难忍。在这一产程中,需要注意产妇的小便、阴道检查及其饮食。可以鼓励产妇每2~4小时排尿1次,以免膀胱充盈而影响宫缩情况。阴道检查是第一产程的关键环节,重点检查宫口扩张程度及胎先露部以便及时了解宫口扩张及胎儿下降的情况,便于第二产程的实施。为了确保有足够的体力和精力,产妇应多次少量进餐及饮水。①

(二) 第二产程

第二产程,即胎儿娩出期。这个过程持续2~3小时,但不应超过3小时。此阶段,产妇的宫口全开,且胎膜已处于破裂状态,胎头已到盆底且压迫直肠,产妇感到有排便的感觉。且此阶段的宫缩越来越频繁,每次宫缩胎头便稍微向前移动。医生在明确胎位的情况下,指导产妇每次宫缩时屏气促使胎头下降。当看见胎头时产妇则不需要过猛用力,以免撕裂会阴部位。当胎头娩出时,助产士变换体位,使其双肩处于出口前后径位置,然后轻压胎头,促进胎儿下半身娩出。然后,检查脐带并确保脐带没有绕颈。当新生儿出来后,应及时清除其鼻腔及口腔,确保呼吸通畅,剪断脐带,然后检查新生儿肢体有无畸形并测量其体重和身长。最后可以将新生儿放到母亲怀中,这样有助于产妇放松心情。在此产程中,助产医生尤其要关注胎心变化,指导产妇恰当用力。②

(三) 第三产程

第三产程,胎盘娩出期,指胎儿娩出到胎盘排出的过程。胎儿分娩后,子宫即将收缩到脐部以下。大约5~15分钟,子宫再次收缩时,稍加用力则可分娩出胎盘。此时,产妇会有短暂的休息,但过几分钟,又会出现宫缩,而此时的宫缩是无痛的。这时助产医生要及时检查产妇的外阴是否撕裂,若有撕裂则及时给予缝合。③

小知识

胎儿娩出时的感觉

过去几个月来,胎宝宝一直觉得他的小天地在收紧,好像是母亲紧抱着他似的。今天,被紧抱的次数越来越频繁,而且抱的力气也越来越大。那间歇性的按摩连续不断,头部所受压力逐渐增强。突然,头部所受的压力消失了,他的头已露出母亲体外了。接着他的身体也出来了。他受到光线、冷空气和身体四周压力顿失的刺激,于是放声大哭,臂腿乱动,眼睛紧闭。④

三、分娩方式

无论孕妇在家还是在医院生产,都要注意产房的环境卫生。分娩的环境应是光线微暗、安静且卫生的地方。确保产房内的温度、湿度适宜,房间通风采光,床单干净整洁。在生产过程中,严格执行无菌操作,保证产房内没有细菌,陪产的人数尽可能少一点,以避免室内交叉感染。产妇及家人还应保证婴儿床、婴儿衣物及被褥干净整洁,以免引发感染。

---

①②③ 赵红英.生产过程你了解多少?需要注意什么?[J].健康必读,2021(19):02.
④ 刘泽伦.胎教的实用与科研[M].北京:教育科学出版社,1991.

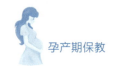

孕产期保教

产妇分娩的方式有自然分娩和剖宫产。孕妇在分娩前,除了心理调节外,还要了解分娩知识,选择符合自己的分娩方式。有研究表明,自然分娩也就是顺产出来的孩子免疫力相对较强。产前孕妇要做好充分的心理准备,能够顺产就选择顺产方式,万不得已再选择剖宫产。

(一) 自然分娩

自然分娩是指产妇从宫缩开始,到宫口开全,伴随着宫缩越来越强,胎头自然下降到胎儿出生的一个过程。胎儿发育与胎位正常,产妇身体健康,在生产时就可以选择自然分娩。自然分娩既可以在床上,也可以在水中。具体采取哪种方式,可以根据生产条件及医生的建议选择。

自然分娩过程中的胎儿不是一个被动的排出物,而是一个主动娩出的个体。由于产道挤压,能使胎儿气道中液体的30%~60%被挤出,为胎儿出生后气体顺利进入气道,减少气道阻力提供有利条件,也有助于胎儿出生后剩余肺液的清除和吸收。胎儿在限定时间内能顺势通过产道各个位置并连续完成衔接、下降、俯屈、内旋转、仰伸等动作,这些动作有助胎儿"感觉统合"能力的发展。在此过程中,受到宫缩,及产道适度的物理张力等因素的影响,使得胎儿的身体、胸腹、胎头有节奏地被挤压,这种刺激信息被外周神经传递到中枢神经,形成有效的组合和反馈处理,使胎儿能以最佳的姿势,最短的路径,最小的阻力顺应产轴曲线而下,最终娩出。①

在自然分娩的过程中,需要孕妇依靠自己和胎儿的力量,因此孕妇产前一定要常常活动身体。在临近分娩时,可以来回地走动,或轻声地唱歌会让自己更加放松。如一边走动一边轻声对胎儿说:"要靠自己的力量生出来哦。爸爸和妈妈都很期待你的到来,我们已经安排好了你的房间,为你准备了漂亮的衣服哦。"此外,还可以将右手的中指稍微用力按住肛门,能够早点产生想要分娩的感觉,有助于宝宝的顺利分娩。

与此同时,在自然分娩过程中,孕妇还可以借助身边亲人或助产士的力量帮助顺利产下婴儿。当孕妇不能站立的时候就坐下来,让丈夫从身后用双手抱住她的腹部,这样会感觉轻松些。也可以采取这种姿势分娩(站式分娩、坐式分娩)。② 近年来孕妇多采用助产士全程导乐陪伴护理模式,导乐陪伴为无痛分娩的一种方式,助产士通过全程陪伴,应用言语、肢体动作等对产妇给予鼓励及安抚,减轻心理压力及恐慌感,可在一定程度上缩短产程并改善妊娠状况。助产士既需要有医生的专业知识,又需要有护士的耐心细致,是能够独立接生和护理产妇的人员,属于专科护士,需要考取护士执业资格证和母婴保健助产技术证。一名有经验的助产士并非单纯的接生者,他们拥有护理、心理、急救等方面的知识和技能。助产士也是系统学习过基础护理学、助产学、内科护理学、外科护理学、妇科护理、儿科护理、优生优育和妇幼保健等系统课程的专业人士。在生产过程中,助产士全程导乐陪伴护理分娩的过程,既可以告知产妇分娩流程、指导其正确配合、给予鼓励;也可为其提供充足安全感,而此种安全感能够有效减轻产妇分娩过程中的焦虑、抑郁情绪。③

自然分娩具有一定的优缺点。自然分娩是产妇生产最为理想的一种方式,其优点是产后恢复快,产后仅阴部有伤痕且并发症少,对身体损伤也较小。对绝大多数产妇来说,自然分娩当日便可下床活动。即便住院,其时间也比较短。缺点是在生产过程中容易出现突发状况,如阴道撕裂及松弛、骨盆腔与子宫膀胱脱垂等。

---

① 潘越.浅谈顺产与剖宫产的利与弊[J].中外医疗,2008,(31):167.
② 苏水梅.优秀助产士是怎样炼成的?[N].闽南日报,2023-10-19(011).
③ 崔咏梅.助产士全程导乐陪伴护理在无痛分娩产妇中的应用效果[J].中外医疗,2023,42(28),137-141.

（二）剖宫产

剖宫产是指从腹部切开子宫取出胎儿的手术。胎儿过小或过大、胎位不正如横位或侧位、羊水破裂，产妇患有疾病、高龄或身体虚弱等，则需要采取剖宫产。

剖宫产手术是解决难产和母婴并发症的一种手段，正确使用它可挽救部分母婴的生命。但最近10多年来，很多年轻的孕妇本可以顺产的，却因为以下多种原因而选择剖宫产，比如担心生产时的剧烈疼痛，缺乏了解自然分娩对母婴的好处，害怕阴道分娩胎儿头受到产道挤压而影响胎儿智力，担心胎儿在产道中难产或窒息，而认为不如直接采取剖宫手术；有的孕妇担心自己产后阴道变松弛，而影响自己的体形和性生活；也有的孕妇误以为剖宫产不会影响产妇的体型以及孩子的智商，而想当然地认为剖宫产是其分娩的最佳方式。

小知识

我国剖宫产的比例

2010年世界卫生组织发布的调查数据显示，中国剖宫产率高达46.2%，居世界第一。随后，我国制定了一系列的措施降低非必要的剖宫产率，目前取得了一定的成效。有数据显示，我国的剖宫产率由2013年的45.35%降至2016年的40.23%。2018年，全国剖宫产率为36.7%，[1]2020年数据显示，我国二级及以上医院剖宫产率为44.1%，低风险人群剖宫产率达40%，居较高水平；我国部分地区一些民营医院和二级公立医院剖宫产率高达60%。[2] 与世界卫生组织（WHO）建议的"理想的剖宫产率应在10%～15%之间"相比，我国的剖宫产率仍处于比较高的水平。

剖宫产有一定的优缺点。（1）优点：剖宫产可以避免自然生产过程中的突发状况，使阴道避免受到伤害。（2）缺点：①对胎儿的不良影响。第一，根据临床研究表明，剖宫产是一种借助外力的分娩方式，胎儿没有主动参与，而是被动地在较短时间内被迅速抱出。胎儿没有经历自然分娩所需要各种刺激，婴儿出生后易发生"感觉统合失调"的情况。第二，剖宫产或许会导致新生儿呼吸系统并发症，如产生窒息、新生儿湿肺、羊水吸入、肺不张和肺透明膜、呼吸窘迫综合症、呼吸道感染等症状。②对产妇的消极影响。第一，剖宫产对产妇的身体会带来一定的伤害，剖宫前的麻醉以及腹部切口或术中出血过多，可能会导致产妇宫旁粘连、肠管粘连、慢性腹痛、贫血、盆腔炎、月经紊乱、腰腹疼痛等疾病[3]。第二，剖宫手术后近期与远期并发症的发生率较高。剖宫产可能会使产妇的内脏、膀胱、输尿管等产生损伤。第三，剖宫产会使产妇腹部留下瘢痕，因产妇需较长时间住院时间治疗，会产生更多的医疗费用而给家庭带来较大的经济压力。

总的说来，自然分娩和剖宫产既有益处，也有不足，孕妇可以根据自身的实际情况，选择符合自身需求的分娩方式。

---

[1] 李梦.巨痛下的母亲：分娩实践中的具身体验与行动策略[D].兰州：兰州大学，2023：02.
[2] 董长喜.我国剖腹产率高达44.1%，最新专家共识：10种情况才考虑剖[N].环球时报，2024-01-31.
[3] 潘越.浅谈顺产与剖宫产的利与弊[J].中外医疗，2008，(31)：167.

(三)生产后的注意事项

首先,应了解胎儿出生后的血液循环与呼吸方式与宫内不同。胎儿出生后,助产士静静地等待 10~20 分钟,胎盘会自然脱落。胎盘脱落后,应等待脐带停止脉动再将其剪断。在胎儿脐带的表层中有两根动脉和一根静脉。胎儿在子宫内是通过脐带由母亲提供给其新鲜血液和各种营养。胎儿在母体内的血液循环方式与出生后完全不同,出生前是依靠母体,出生后逐渐依靠自己。胎儿出生后的呼吸方式和血液循环方式,不能瞬间转变,需要一定时间。新生儿出生后的第一次呼吸,会向肺里注入新鲜的空气,这种感觉刺激强烈,会使婴儿叫喊出声,这就是婴儿出生后的第一次啼哭,啼哭时此前一直被压制的胸腔突然开放,随着大量的空气涌入,其呼吸器官会像火烧一样的疼痛,使新生儿不停地啼哭。

其次,及时让新生儿与母亲建立关系。新生儿与母亲之间皮肤与皮肤的接触是建立亲密关系的黄金时间。这种皮肤接触是指在新生儿出生时或出生后不久,将赤裸的新生儿俯卧在母亲裸露的胸部。与其他护理方法相比,它已被证明对母亲和新生儿有益。有研究证明,新生儿出生后及时与母亲进行皮肤与皮肤的接触,不仅对新生儿的生存、神经发育和母婴关系的质量起着重要作用,还可以促进新生儿早期接受母乳喂养、增加母乳喂养的成功率、促进新生儿的生长发育以及降低其生病和死亡的发生。①

最后,应加强产后哺乳指导。医护人员可以指导产妇在哺乳前用适当温度的毛巾热敷乳房,按照顺时针的方向按摩乳房并刺激乳汁的分泌。应向产妇介绍正确的哺乳技巧,哺乳时要双侧交替喂养,以便确保乳房的均衡性。哺乳时,注意新生儿的体位如让新生儿与产妇保持胸贴胸、腹贴腹的姿势,让新生儿的鼻尖贴近产妇乳头,让新生儿的头部与身体成一条直线,以提高产妇的舒适度。产妇在哺乳时,注意乳房不要堵住新生儿的鼻孔而阻塞其呼吸。哺乳完毕,可以将新生儿竖立抱起,使其伏在成人的肩部,用手轻拍其背部,以便排空胃里的气体,减少溢奶等现象。哺乳时,产妇要仔细观察新生儿的面色、表情等,发现不良现象及时处理。这个阶段可以指导产妇或家人学习观摩为新生儿沐浴、游泳及抚触等操作步骤,一旦发现操作不当,应及时给予相应的指导。

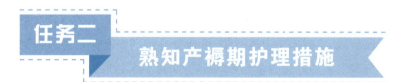

任务二 熟知产褥期护理措施

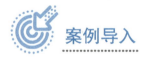

案例导入

小玉正在产褥期,由于阴道分泌物变多,月子中心的护理人员要求她每日用温开水清洗会阴部两次,保持会阴部清洁和干燥。护理人员遵医嘱,每日上下午各用碘伏棉球消毒她的会阴

---

① 庄青玲,赵惠芬,林云云,等.早期皮肤接触对新生儿和母亲影响的 Meta 分析[J].护理实践与研究,2023(04):1234.

部两次,并告诉她整个产褥期禁用盆浴,以免上行感染。护理人员还告知小玉,清洁会阴时,需要注意从前向后,以免将肛门的细菌带到会阴伤口和阴道内。

请思考: 为何要特别注意产褥期产妇的护理方法呢?

产妇在生产的过程中,多数会因为胎盘的剥离而在子宫壁留下创口,而且有的产妇还会因为胎儿头部过大在娩出时造成会阴部的撕裂,甚至侧切伤口,或者是产后盆骨扩大、阴道松弛等;若剖宫分娩则会在腹部留下伤口。因此,产后女性应注意休息,同时还要注意调养身体,如保障睡眠、注意营养及适当运动。

一、产褥期保健

生育孩子是一个复杂的过程,在这个过程中产妇身体顺应内外环境,使各大系统、调节体系及生殖器官均自然地发生了很多改变,在产妇分娩后,其各个系统顺应自然则需经过一系列的变化,再恢复到原来的非孕状态,这个生理变化大约需要 42 天,称为产褥期。① 产褥期间产妇应注意合理饮食、适当运动以尽快恢复身体。② 为了尽快较好地恢复身体,我国产妇通常有"月子护理"的习俗。

(一) 产褥期护理的原因

女性生完孩子后因身体虚弱,需在家安静休养一个月,称为"月子护理",也就是人们常说的"坐月子"。这段时间,家人需要对产妇百般呵护、照顾,给产妇加强营养,不让产妇劳作,最好不要到外面吹风着凉。"坐月子"不仅是中国传统生育文化的传承,同时也是对新生命的祝福以及对产妇辛苦怀孕生产的慰劳与感激。

(二) 护理内容

传统的观点认为"坐月子"期间产妇不应洗澡、不准刷牙、不准梳头等。随着时代的发展,"坐月子"的护理方法也有所改进和完善,现代"坐月子"包括产妇的日常生活、饮食行为、卫生行为、心理调适、居住环境、衣着、婴儿喂养情况、分娩状况及产后体形保健等方面的内容。

(三) 产褥期护理的地点

产妇坐月子是我国特有的传统文化,目前我国产妇"坐月子"的地方有在家和在月子中心,在不同的地方"坐月子",对产妇的护理措施不同。产妇具体选择什么地方"坐月子",视其家庭状况而定。

1. 在家的月子护理

产妇在家的月子护理,又分为由家人如父母照料产妇和新生儿的生活起居,以及专业人员上门提供护理服务。这种方式比较经济,也比较方便。

---

① 程蔚蔚,陈焱.产后病[M].北京:中国医药科技出版社,2009.
② 产褥期是什么[EB/OL].(2024-4-25)[2018-05-09].https://www.youlai.cn/video/article/300337.html.

2. 在月子中心接受护理

月子护理中心是为产妇提供专业产后恢复服务的场所,有专业的护理人员负责给产妇提供月子餐,并提供婴儿喂养、产妇身体恢复、心理健康指导、保健知识和育婴知识培训等服务。① 月子中心是以中国传统文化理念和医学专业理论知识为基础,结合医学、营养学、保健学、心理学、社会学等为产妇及新生儿提供形体恢复、饮食调理、心理健康、新生儿护理、科学喂养、健康保健等全面而专业的服务,保障和促进孕产妇和新生儿的身心健康发展的综合性服务机构。②

目前大部分月子中心会租用星级宾馆的多层楼,选址地点一般周围绿树成荫,比较安静。在室内环境创设方面,较为注重通风采光以及室内家具、窗帘和床上用品的色彩等。在室内设备设施方面也比较齐全,通常设有产后康复训练室(图4-2-1)、母婴卧室(图4-2-2)和新生儿洗浴室及浴缸(图4-2-3)等。一些经济条件比较好的产妇,会选择产后去月子中心,由专门培训过的专业人员精心照顾和护理,这种方式价格较贵,但提供的服务比较多。

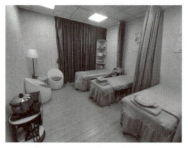
图4-2-1 月子中心的产康室

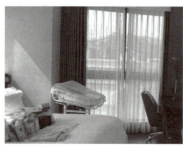
图4-2-2 月子中心房间

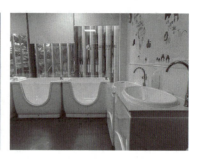
图4-2-3 月子中心的新生儿浴缸

月子中心的宝宝

月子中心提供的服务内容主要包括孕期管理、产后调养、心理疏导、母婴照护、健康教育、育儿指导及保健等。具体有孕妇产前服务、产妇日常生活护理、产妇技术护理、产后运动指导、产妇心理护理、新生儿护理等内容。其中孕期服务是指为产妇提供孕期瑜伽服务、专家产前保健指导、孕期产程定期追踪或咨询、孕期营养保健咨询建议、缓解孕期不适指导措施、孕期待产包准备建议与指导、孕期护理项目等。

此外,月子中心的专业人员还会为产妇的衣物和用具提供清洁消毒,指导产妇做产后修复操,指导其正确的母乳喂养方式,照顾产妇日常起居并提供乳房、伤口以及恶露观察等日常护理,清洁母婴室卫生并定时通风,做好产妇日常观察记录如服药次数、行动能力情况或其他异常情况等。在产后修复方面,月子中心有专业的产康师,拥有专业的证书,针对每位产妇的心理及生理变化,提供不同修复护理方案,如产后塑身、体质调理、产道修复、局部塑型、胸部护理、瘢纹修复、产后痛经调理、产后滋肾养护、产后暖宫养巢等。这种产康训练,具有个性化的特点,月子中心会根据产妇情况制定体检、评估、解决方案,运用能量、中西医、理疗等多种干预手段,有效促进产后恢复。月子中心会提供营养相对均衡的月子餐,绝大多数月子中心都有独立的厨房,有专业的营养师和中医师,会根据每位产妇的身体状况,定制每阶段营养美味的餐食,为其提供一日三次主餐及三次加餐,既能保证营养均衡,又不用担心奶水不够。总之,在保证产妇吃得健康的同时,还不会过分增加体重。

---

① 张梦媛.居住环境影响下预防产后抑郁的月子护理中心室内设计研究[D].长春工业大学,2023:05.
② 林志杰,傅新露.月子中心标准体系构建研究[J].2023(04):40-43.

(四)自然分娩和剖宫分娩的护理

自然分娩和剖宫分娩的产妇在产褥期的护理内容和方法都不同。

1. 自然分娩护理

对于自然分娩的产妇的护理,护理人员应根据不同产妇的情况,采取相应的护理措施。

(1)护理身体没有伤口的产妇。

首先,进行身体基本状况的监测。这类产妇只需要卧床静养,在此期间需要对其呼吸、脉搏、体温、血压进行测试。

其次,应注意观察恶露。恶露是产后子宫蜕膜脱落,含有血液、坏死蜕膜等组织经阴道排出的物质。应指导产妇每日留意观察恶露的量、颜色及气味。发现异常应及时就医,以避免感染、残留物或其他并发症的发生。

第三,乳房护理。指导产妇哺乳前用温水洗手,清洗乳房和乳头,定期查看乳头是否有受损情况并及时处理,避免感染。

第四,指导产妇每天进食时注意营养均衡,正确洗漱、如厕、运动、休息与睡眠。

最后,了解产妇心理状况。护理人员可以与其交流,了解其心理状况并给予相应的安抚与疏导。

(2)护理身体有伤口的产妇。

有的孕妇在生产时,因其胎儿娩出时会阴撕裂或因胎儿头肩部难以娩出而需要侧切等而导致其身体受到伤害,这就需要特殊护理。比如产妇每日应仔细检查伤口周围有无红肿、硬结、分泌物等情况。一旦发现感染,应立即就医,遵医嘱使用抗生素等药物并暂时停止哺乳。在伤口愈合期间,应避免久坐、久站或剧烈运动等可能增加伤口裂开的行为。同时,保持伤口的清洁和干燥,定期更换敷料,以促进伤口的愈合。[①]

2. 剖宫分娩护理

若是剖宫分娩的女性,麻醉术通常6小时后才能完全消除,为了减少呕吐、咳嗽等症状,剖宫分娩后6小时内应禁止进食,若实在口渴,可以喝少量的水。手术6小时后,可以饮用少量萝卜汤或米汤。若进食后出现呕吐、腹胀,则需要由人扶着下床运动。刚剖宫分娩后的产妇需要吃清淡为主且能促进伤口愈合的食物,如小米粥、桂圆红枣粥等,在2周后可以喝一些鱼汤等促进乳汁分泌的食物。忌吃生食、冷食及不易消化的食物。若长时间不能排便,也要及时就医。

剖宫分娩切口处的缝合,目前很多医院都采用皮下缝合,不需要拆线。但在术后24小时内需要对伤口消毒并更换敷料。若无特殊情况,术后3天就可以拆除敷料,但需要持续对伤口进行防水保护、清洁并避免腹部牵拉力。产妇如厕时需要留意其伤口,在如厕时不能过度用力,咳嗽、打喷嚏时最好捂住伤口处以减轻疼痛。若采用普通缝合,则需要在5～7天内拆线。室内温度保持在26～28℃,避免汗水打湿伤口。术后一个月要观察伤口是否有红肿、渗血、疼痛等症状,避免出现伤口感染、子宫内膜异位症等,影响术后恢复。

此外,还要注意剖宫分娩的产妇子宫出血状况,通常情况下,恶露在产后10天就会逐渐从暗红色转变为淡黄色,产后4～6周停止出现。若6周以后,恶露依然出现,应立刻就医。

产妇产后保持良好的心态以及稳定的情绪也是极其重要的。由于受到剖宫分娩以及麻醉

---

① 崔立. 产褥期护理宝典[J]. 家庭生活指南,2024(11):72.

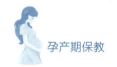

剂等刺激,产妇容易出现抑郁、不安、烦躁、愤怒等负面情绪,这些情绪容易导致孕妇情绪低落、影响乳汁分泌及胃肠功能的恢复。因此,护理人员或家人都要高度关注产妇的心情。

二、产后运动

产妇居住的环境应具有良好的通风采光条件,且温度和光线适宜;同时还应注意饮食的荤素搭配、膳食均衡;注意保暖,产后42天内禁止性生活。此外,在时间充裕的情况下,可以积极开展体育运动如产妇体操或瑜伽运动,有助于预防盆底功能障碍性疾病以及促进胃肠蠕动和防止便秘。下文重点介绍产后保健操和产后瑜伽的方法。

(一)产后保健操

1. 呼吸运动

平躺在床,深吸气,收紧腹部,然后呼气,每日练习频次8~15次。

2. 缩肛运动

平躺在床,双上肢放置在身体两侧,持续收缩肛门周围肌肉5~10秒,然后放松5~10秒,反复10~15次为1节,每天坚持锻炼3~8节。这项运动能有效地促进腹壁、盆底肌肉张力的恢复,预防大小便失禁、膀胱直肠膨出及子宫脱垂。

(二)产后瑜伽

生产后的女性,适当进行瑜伽练习,有助于修复分娩过程中造成的创伤,恢复体形。瑜伽的种类比较多,产妇可以根据自身的实际情况选择适合自己的瑜伽类型,但同时也要了解一些注意事项。

1. 瑜伽的益处

大量研究表明,由妊娠和分娩引起的盆底肌肉损伤、妊娠或绝经后雌激素不足、绝经后女性的盆底发生退行性改变、盆腔相关肿瘤、阴道和子宫手术操作造成腹压增高的疾病如长期的咳嗽、便秘均是导致盆底功能障碍性疾病发病的主要原因。[1] 而产后女性做瑜伽运动,既可以提升其盆底肌肌力,改善盆底肌电生理指标水平和盆腔器官脱垂,还可以对产后身形恢复具有积极的促进作用。而且,产后早期渐进式的瑜伽运动对于提高腹直肌分离康复、增强肌肉的张力、培养正确的呼吸模式、良好的排便习惯和规律的睡眠等都有积极的促进作用。[2]

2. 瑜伽的注意事项

产妇进行瑜伽练习,应在生产42天之后开始,且在饭前1小时以及饭后0.5小时进行;哺乳期的产妇,在瑜伽练习前应给孩子喂奶。

3. 适合产妇的瑜伽

适合产妇的瑜伽活动比较多,比如有树式、猫伸展式、虎式、门闩式、船式、桥式、束角式等。产妇应根据实际情况选择适合自己的瑜伽运动前,还应认真观摩其具体操作的视频,并将练习的视频发给专业人士指点。

---

[1] Arnouk A, De E, Rehfuss A, et al. Physical, Complementary, and Alternative Medicine in the Treatment of Pelvic Floor Disorders[J]. Curr Urol Rep, 2017, 18(6): 47.

[2] 刘姜伶. 瑜伽在产后女性整体盆底功能康复的临床应用[D]. 广州医科大学, 2023.

(1) 准备工作。在开展瑜伽活动前,产妇可以通过静坐、冥想以及腹式呼吸等方式,将自己的身体放松,减少压力和心中的杂念。产妇每天可以做20~30次腹式呼吸训练,这种运动可以增强腹压、舒缓身心、拉长呼吸、延展呼吸深度,减少身体的耗氧量等。产妇在坐着、站着或躺卧时,都可以根据实际情况进行腹式呼吸。

(2) 推荐两种瑜伽,树式和猫伸展式。

① 树式。树式瑜伽对于产妇来说,有助于增强平衡力和脚踝及腿脚功能,紧实胸背肌肉、缓解腰部压力以及矫正脊柱弯曲。

动作要点:产妇并拢双脚或略微分开站立,随后将左脚跟抬起并使其右脚趾着地,用右脚支撑身体。练习过程中,眼睛直视,然后缓慢将自己的左脚抬起,提升左脚直至左脚心与其大腿内侧贴合,尽可能把左脚的脚跟与腹股沟贴近,脚跟朝上,脚尖朝下,始终保持髋部正前位,左膝向外侧打开,双手放于胸前保持合掌姿势。站稳后,慢慢抬起双手直到双臂高过头,注意不能耸肩。保持该姿势持续2~3次收腹均匀呼吸,然后恢复到开始站立状,换脚重复刚才的动作。双脚着地后放松自己。

② 猫伸展式。猫伸展式有助于增强产妇的脊柱弹性并逐步提升其髋部灵活性,也有助于盆腔恢复到正常状态,缓解轻微的背痛。

动作要点:产妇用四肢支撑身体并跪在瑜伽垫上,随后向前伸直手臂,并不断下压上肢,使其脚背和地面尽可能贴合,脚趾自然向后延伸。然后略微抬高臀部,同时轻缓下凹脊柱,眼睛平视前方,接着将脊柱拱起,轻收下巴和臀部。练习时,动作轻柔,正常呼吸。练习后,将其臀部以及胸部同时上提,脊柱进一步下凹,双手下压,并逐渐将双臂伸直,眼睛向前看,将整个背部拱起,随后低头,微微收回臀部,每个动作保持2~3次呼吸。练习结束后,双上肢回收,身体重量下压,坐于脚跟上,放松自己。①

三、产后心理调适

女性的分娩过程既是一次强烈的生理、心理应激过程,也是一次非常强烈的情感体验,产后的女性刚开始是喜悦,伴随而来的是身体的不适或疼痛而引起的焦虑、抑郁等不良情绪,这时的她们显得更加脆弱和敏感,因而非常需要来自丈夫或家人的安慰与精心照护。

(一) 女性产后的心理特点

女性生产后,既有愉快轻松的心情,也有焦虑、担心的情绪。因而,照护者应随时关注产妇的身体和心情,给予相应的关心和帮助。

1. 轻松愉快

十月怀胎,一朝分娩。产后的女性一方面因为有了可爱的宝贝,另一方面也因为再也不用挺着沉重的身体,而感到无比的喜悦和轻松。不过,有的产妇会因为高兴或兴奋过度而影响睡眠。

2. 担心难过

有的产妇,由于胎儿过大、生产时间长而带来的机体损伤等因素会造成不良心情,若没有及时疏导就会出现心情烦躁、容易激动而焦虑不安、情绪低落、忧郁爱哭等。再者,产后的女性初

---

① 刘姜伶. 瑜伽在产后女性整体盆底功能康复的临床应用[J]. 2023:07-16.

为人母,将所有的精力都投放到婴儿身上,一旦没有乳汁分泌或听到孩子哭闹,便会心绪不安,当看到孩子溢奶、出现黄疸或有某种先天性疾病时便会焦虑忧愁。[1]

(二)心理疏导措施

为了更好地缓解产妇的不良心情,丈夫与家属要及时关心帮助产妇。医护人员可以耐心向其讲解或指导其产后休息、营养饮食、卫生保健、母乳喂养、新生儿护理等知识。必要时还可以开展心理评估,然后根据评估结果进行针对性的辅导。与此同时,应该让产妇充分休息,努力做到每天睡8~10小时,且睡眠环境安静无吵闹。鼓励产妇积极表达自己的心情,并做好沟通与交流,帮助产妇做好日常生活护理及新生儿监护,让产妇能够充满自信地照护自己及其孩子。丈夫及家人主动分担照顾新生儿、做家务等责任,家庭成员之间相互帮助,齐心协力共同帮助产妇度过这段特殊的时期。[2]

四、产后饮食调理

有的产妇因身体不适或心情不好会产生食欲不振,进而使得身体的微量元素缺乏,使得母乳分泌变少。有的孕妇因生产时大量出血,出现产后贫血等症状。为了更好地促进产后身体的恢复并且治疗贫血等症状,产妇需要高度重视产后饮食,包括了解进食的原则、产后应吃什么以及产后不良症状的饮食调理方法等。

(一)产后正常进食

产后女性应遵循以下原则进食:从流食和半流食开始进行食用;饮食应清淡且容易消化;每日少食多餐,最好每日5~6餐;合理搭配膳食结构;禁食生、冷、硬的食物。在遵循进食原则的前提下,产妇应注重食用营养均衡的食物(图4-2-4至图4-2-6),这是因为有的食物具有温热特性,味辛、麻、辣、甜、气轻,且能使体内阳气上升,如红糖水煮鸡蛋、鸡汤、猪脚花生汤等;而有的食物具有寒凉特性,味咸、酸、苦涩、降,可以使体内阳气下降,如白萝卜、大白菜、黄瓜、芹菜、青菜等。[3] 产妇应逐渐增加鱼、禽、蛋、瘦肉及海产品摄入,适当增加奶类,多喝汤水,一日三餐可以吃黄花菜、茭白、莴笋、豆腐;食物多样化但不宜过量;同时忌烟酒和辛辣食品,避免喝浓茶和咖啡。

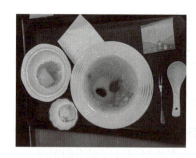
图4-2-4 月子餐1

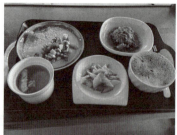
图4-2-5 月子餐2

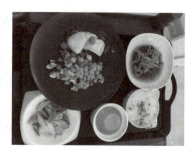
图4-2-6 月子餐3

---

[1] 叶云娥. 探析分娩心理护理[J]. 大家健康(学术版),2011,5(18):28-30.
[2] 王秀苹,杨秀辉. 产褥期妇女的心理调适与护理[J]. 临床合理用药杂志,2010,3(24):155.
[3] 玉罕的,段忠玉. 文化视角下"坐月子"相关研究概况[J]. 中国民族民间医药,2020,29(04):63-67.

（二）催乳餐饮

有的产妇由于身体或心情原因，产后没有乳汁分泌或乳汁分泌比较少，这时可以采取"膳食同源"，也就是可以买黄芪、当归、燕窝等中药材与其他食材一起炖汤喝，如黄芪炖鸡汤、猪蹄通草汤等，以便能更好地促进乳汁分泌。不过，喝催乳汤也要讲究时间，通常应在分娩1周后逐渐增加汤量，以适应孩子进食量渐增的需要，但要以不引起乳房胀痛为原则。

由于各种因素而缺乏母乳分泌的产妇，可以尝试一些催乳食物，举例如下：（1）花生炖猪蹄——将2只猪蹄洗净，放入锅中煮至八成熟，再放入花生100克，炖烂后食用。（2）鲤鱼粥——将鲜活鲤鱼200克，去内脏后洗净加水600毫升，文火煮至白汤发稠，加入用大米150克煮成的干粥，再次煮熟后食用。（3）虾肉粥——将鲜虾肉100克与瘦猪肉50克共同剁碎，加入用100克粳米煮成的粥中，再煮沸加姜或米酒等调味，然后温服。（4）鲫鱼黄豆芽——将500克鲫鱼洗净，加黄豆芽100克，炖烂后加入1~2克食盐后食用。（5）虾仁炒韭菜——将虾仁50克、韭菜250克以及1枚鸡蛋炒熟后，淋香油，加入少许盐后食用。（6）猪蹄汤——猪蹄2只，炒川芎6克，当归9克，木通9克，王不留行9克。先将猪蹄洗净加水煮熟烂后，取出肉汤，以汤代水，再与四味中药共煮。文火慢慢煮30分钟后滤出药渣，再将熟猪蹄放入锅中煮开，吃肉喝汤。（7）冬虫夏草炖鸭——鸭肉250克，冬虫夏草9克，炖熟后，调淡味，将虫草鸭肉及汤一同吃掉。（8）通草鲫鱼汤——活的鲫鱼300克，通草9克，先将鲫鱼炖熟后，放入通草，吃鱼肉喝汤。①

催乳汤

（三）补充血气的食物

有的产妇在分娩的过程中，由于出血量很大会出现产后贫血的症状，症状比较轻的会脸色和嘴唇发白；而症状比较严重的则出现面黄、水肿、全身乏力、头晕、心慌、呼吸急促等，这都需要及时用膳食调理，否则会严重影响产妇的身体健康。贫血较轻的产妇，可以食用补充气血的食材如红糖、红枣、小红豆、乌骨鸡、鲫鱼等。贫血比较严重的，则可以尝试补充血气的药膳汤。

药膳汤

五、产后着装

产后的女性，在着装方面也应该讲究，衣物应宽松、舒服、吸汗、透气；穿平跟鞋；若要束身，则应佩戴适合自己的收腹带（图4-2-7和图4-2-8）。另外，产后的女性还应注意保持身体清洁，每天坚持刷牙，定期沐浴，沐浴应以淋浴为主。

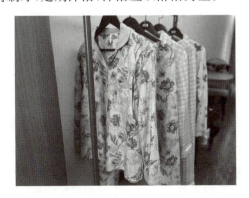

图4-2-7　产后着装

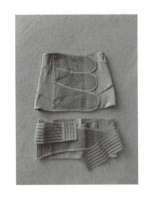

图4-2-8　收腹带

---

① 苏秀文.食物药膳催乳法[J].乳品与人类，2002，（03）：29.

(一)产后穿衣

产后女性应穿宽松、透气、易于哺乳的棉质衣服。若是在夏季生产,产妇衣着不可过厚或捂得过于严实,以免过热而长痱子或中暑,穿棉质吸汗的单衣、单裤、单袜即可;在冬季则最好穿棉衣、厚棉线袜等保暖较好的衣物;春秋季节,产妇的衣着应比平常人稍厚,脚上穿薄棉线袜。产妇也应穿棉质的宽松透气的内裤,每天更换内衣内裤,哺乳期间的胸罩也应每天更换,以保证乳房的清洁卫生。

(二)产后鞋袜

女性在生产后的1年之内不宜穿高跟鞋,最好穿平底鞋或矮跟的运动鞋、布鞋等,若职场需要必须穿高跟鞋的女性,可以带一双平底鞋以随时将其换下来,但穿高跟鞋时千万不能奔跑。由于女性孕期以及分娩过程中会对腰部和盆骨都有不同程度的损伤。在穿高跟鞋时,身体60%的重量需要前脚掌支撑,这时身体重量的压力便集中在脚趾,易出现足踝关节等问题。同时,穿上高跟鞋后,其骨盆会前倾、重力线前移,为了维持身体平衡,还会出现挺胸、翘臀、腰后伸、髋部和膝部也会稍微屈曲等姿势,这些姿势容易导致产妇膝盖前部疼痛、关节炎以及损伤骨盆肌腱和韧带。① 此外,产妇还不宜赤脚,以防止感冒等情况出现。

(三)收腹带

很多女性在生产后,为了尽快恢复体形,会穿上收腹带或束腰带。收腹带或束腰带应是棉质、透气性能比较好的,且在穿收腹带或束腰带时,要注意收腹带不宜过松,否则会因压力过小而无法达到收腹束腰的效果。也不宜过紧,否则压力过大可能导致呼吸困难,血流受阻,抵抗力下降,严重影响孕妇的身心健康。②

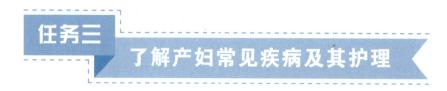

任务三 了解产妇常见疾病及其护理

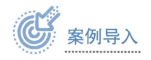

案例导入

某产妇28岁,产后4个月无诱因恶风寒,腰痛,四肢关节肌肉疼痛6个月,屈伸不利、晨僵、足跟痛,夏季需穿棉衣裤、遇寒加重、保暖缓解,乏力明显。食欲和睡眠都差,小便清长、便溏。既往史:2次试管受孕史。中医诊断为产后风湿病。产后风湿病是指女性分娩或人工流产后因本身正气不足,又外感风寒湿邪或七情内伤所致畏风、畏寒、容易出汗、四肢关节肌肉疼痛、足跟

---

① 高花兰.新妈妈们过早穿高跟鞋害处多[J].家庭医学(下半月),2023,(09):30.
② 马巧云.基于皮肤血流的产后收腹带着装压力舒适性研究[D].西安:西安工程大学,2019.

痛、晨僵、失眠多梦等症状的一种风湿类疾病。随着社会环境的改变，产后风湿病发病率逐渐升高。①

请思考： 为什么有的女性在产后容易患风湿？

生产对女性身体是极大的损伤。一些女性在产后容易患上生理疾病如感染、乳腺炎等，心理疾病如产后抑郁、产后焦虑等。

一、产后常见生理疾病及其护理

产后常见生理疾病包括子宫内膜炎、阴道炎、肾炎、乳腺炎等，另外还可能会有尿道感染、会阴感染、剖宫产伤口感染以及呼吸道感染等。引起产妇感染的因素很多，针对不同的感染，应采取不同的预防或治疗措施。

(一) 产后感染

1. 产后感染的原因

产妇感染的原因很多，一方面主要是在生产过程中生殖道原有的生理防御机制被破坏，进而影响生殖道内的自净作用，再加上生产过程中消耗体力或大量失血而造成产妇身体虚弱，抵抗能力降低从而引发慢性疾病或贫血，增加细菌感染的机会而出现阴道感染等。另一方面在生产过程中，由于剖宫产所使用的医疗器械消毒不严、术后产妇的衣物以及其他用品清洗不干净等因素，会引起伤口感染等。此外，产后休养环境及生活方式不当，如紧闭门窗，室内空气不流通，不洗头刷牙，营养摄取不均衡以及探视人员过多等，容易引发呼吸道感染。

2. 产后感染的症状

产后若患上会阴和阴道感染，患者除了会作冷或发热之外，患部还会有红肿、热痛，会阴缝合处可能出现脓性分泌物。若患有子宫内膜炎，除了有疼痛感之外，还会出现血性恶露和分泌物。若患有盆腔炎、蜂窝组织炎，子宫会因为附近的韧带和组织发炎而肿胀。若感染泌尿道炎、肾炎，会引起小便疼痛、频尿、血尿等症状。若患有呼吸道感染，会出现鼻塞、打喷嚏或流清鼻涕等症状。

3. 产后感染的护理

产妇若患有会阴和阴道感染，应注意伤口卫生，每天可在水中加碘清洗会阴部；顺产的产妇应及时下床行走，有助于肠胃蠕动，促进排便。顺产后 24 小时，可以准备一个消毒后的浴盆，坐泡在水中，每天 3~4 次，每次 10~15 分钟，泡到伤口愈合为止。若有感染，则应以淋浴方式洗澡。产妇若患有尿道感染，有尿意则应立刻排出，避免憋尿加重感染。若患有呼吸道感染，则要注意居住环境的卫生以及做好保暖工作，同时减少前来探望的人员以及经常开窗通风等。

(二) 产后乳腺炎

乳腺炎也是产妇常常容易感染的疾病，如果不及时治疗，对产妇及新生儿都将带来不良影响。

---

① 董宏生.产后风湿病的中医证治探讨[J].河北中医药学报,2023(06):38-40.

1. 乳腺炎的不良影响

产后乳腺发炎是产妇在哺乳期极易发生的一种化脓性炎症疾病,一般多是由"挤奶"导致,治疗不及时就会形成严重的脓性乳腺堵塞。① 若患有乳腺炎而较长时间得不到及时消炎和护理,不仅会影响母乳喂养而且还会让产妇心情抑郁,增加心理压力和乳腺癌的发病率。因此,对产后乳腺炎的及时护理和治疗是必要的。

2. 乳腺炎的治疗

目前临床上主要使用抗生素输液消炎、外敷消炎、按摩疏通、饮用蒲公英颗粒或者手术切开排出脓液等治疗产后乳腺炎。若产妇的乳头出现皲裂,应每天坚持对乳头进行清洁,必要时每天至少用橄榄油等进行涂抹修护1次,此外,还应注意饮食,不应吃太油腻的催乳汤等。②

3. 产后乳房护理

哺乳期的妇女极易发生乳汁淤积,进而导致急性乳腺炎,不仅不利于产妇身心健康的恢复,还可能会引发其他有损身心健康的相关疾病。产后乳房护理非常重要,部分产妇由于对乳房护理的知识了解很少而护理不当,会引发乳腺增生、乳腺炎等问题。

乳房护理中,除了正确佩戴胸罩、专业按摩乳房、热敷乳房、穴位按摩、磁疗法外,还应进行心理辅导,即照护者应随时关注产妇的心情,及时满足产妇对爱与归属感的需要。

(1) 热敷。热敷是指先把毛巾用温水打湿,然后将乳头褶皱处的分泌物清理干净,再用40℃的热毛巾热敷乳房。

(2) 乳房按摩。如果在医院或月子中心,会有专门的护理人员指导或帮助产妇进行乳房按摩。按摩方法有以下三种。①乳腺小叶腺泡按摩:护理人员一只手将产妇乳房上托,另一只手的指腹在乳房上进行360°环形按摩,每侧乳房按摩3分钟,每天3次,然后交换按摩。②乳腺管疏通按摩:护理人员将拇指与食指分开,双手分别将产妇两侧乳房环抱住,上下横斜着按摩乳房,之后轻握乳房,沿着乳腺管纵向进行按摩,每次5分钟,每天3次。③乳房血液循环按摩:护理人员轻轻按住产妇的乳房壁,环绕乳房连续按摩,每侧乳房按摩3分钟,每天3次。③

(3) 穴位按摩。中医认为,产后缺乳多与气血虚弱、肝郁气滞有关。产后缺乳可以通过穴位按摩以及辨证食疗调理,穴位可选取内分泌、胸、乳腺穴,从而促进乳汁分泌,达到调整内分泌的目的。具体方法是让产妇平卧在床上,胸腹部按摩取乳根穴、中庭穴、中府穴、膻中穴、乳中穴、周荣穴及气海穴。④ 或用双手掌托起产妇双侧乳房,轻轻抖动乳头,再上下左右按压乳头、乳晕数次,硬结处局部点对点按摩;用手指沿乳根至乳头有节律按摩和挤压5~10分钟;用两手指点、按、揉膻中、乳根、少泽、合谷等穴,治疗7天。在按摩的过程中,通过推、揉、按、拿的方式,让产妇感到酸麻胀痛为宜,每个穴位1~3分钟,绕乳房按摩8~10分钟。⑤

(4) 磁疗法。产妇的乳房若有堵塞等状况,还可以借助磁疗法(低频脉冲治疗仪)等来治疗,这种治疗方法旨在通过刺激乳房局部小血管并使其扩张,从而改善乳房局部血液循环,达到疏通乳腺管、减少乳汁淤积的效果。另有种改良后的马麦氏手法,是在传统的乳房疏通手段基础上加以改进,通过松解乳房基底部和胸大肌筋膜的粘连,改善局部血液循环,促进乳汁分泌

---

①② 江絮萍.产后乳腺炎的治疗[J].母婴世界,2020(25):65.
③ 徐晓波,魏卫红.早期乳房护理对母婴分离产妇泌乳质量的影响[J].中西医结合护理(中英文),2023,9(05):82-84.
④ 惠丽雅,陈盈.穴位按摩对产褥期产妇负性情绪、乳房胀痛及喂养状况的影响[J].当代护士(中旬刊),2022,29(06):41-43.
⑤ 储美霞.乳房按摩联合穴位按摩治疗产后缺乳的临床效果[J].妇儿健康导刊,2024,3(03):87-90.

排出。①

(三) 产后腰痛

产后腰痛是很多女性面临的一种情况,这个部位的疼痛可能持续较短时间,有的可能持续好几年。

1. 产后腰痛的原因

造成产后腰痛的可能因素有很多,主要有年龄、体重、分娩方式、重体力工作、多次生育、腰背痛病史、内分泌、脊椎麻醉、手术时长、睡眠质量、新生儿体重等。②

2. 产后腰痛的治疗方法

为了有效预防腰痛,女性在妊娠晚期就要注意保持行走或站立的姿势,同时要让自己保持舒适的姿势。剖宫产的女性,在身体恢复较好的情况下应尽早下床运动,避免较长时间卧床或久坐、久站、久蹲以及束腰过紧等姿势。采取放松的姿势哺乳,避免较长时间弯腰或侧腰,穿平跟鞋,避免湿寒入侵,加强营养并适当补钙。

(四) 产后其他疾病

产后女性皮肤油脂分泌旺盛,若不能及时清洁会引发皮肤感染,加之生活在闭塞、闷热环境,会引发水电解质功能紊乱、神经功能损伤等不良事件。此外,分娩后产妇盆底肌肉松弛,若长期卧床缺乏活动会影响盆底肌、筋膜弹性恢复效果,也会影响肠胃功能而发生便秘等。③

产后女性需要注意及时清洁皮肤,并在能够下床活动时,及时下床活动,在身体允许的情况下,可以适当做些运动。

二、产后常见心理疾病及其护理

随着生活压力和节奏的加快,产后出现心理疾病的女性比例逐年上升。引起产妇心理疾病的因素是多方面的,医护人员与家人等照护者应针对不同的原因,采取不同的方法。

(一) 产后抑郁

1. 产妇抑郁的比例逐年上升

据 2000 年的数据统计,中国女性产后抑郁症的发病率为 3.8%~16.7%,但到了 2019 年,中国产后抑郁的发生率至少有 20%。根据《2022 年国民抑郁症蓝皮书》的数据显示,63% 的女性曾患过产后抑郁。④ 产后抑郁,不仅会影响产妇的身心健康问题,而且还影响着婴儿的健康成长。

2. 造成产妇抑郁的原因

造成产后抑郁的因素很多,主要与内分泌失调、情绪焦虑、家庭关系紧张以及产妇自身性格

---

① 许童,吴盈,吴雪,等.孕产妇阶段性乳房居家护理服务研究[J].科技创业月刊,2023,36(S1):38-40.
② 杜诚恩.浅议产后腰痛[R].2018 第 13 届中国泉州——东南亚中医药学术研讨会,444-445.
③ 张晓慧,祝欣.产妇对产后保健知识认知及产后访视需求的调查分析[J].中国实用乡村医生杂志,2023,30(03):22-27.
④ 邵晓蕾.农村轻度产后抑郁妇女的个案工作干预策略——基于对 S 某的社会工作实务[J].西部学刊.2023,(24):38-41.

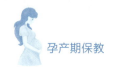

特征有关。产后抑郁的症状主要有情绪低落、兴趣下降、食欲下降、体重下降、睡眠减少或感到自己没有价值;有的产妇还会因太过自责、内疚而产生自杀念头和自杀行为等[①]。

3. 产妇抑郁的预防与治疗

第一,应加强产前保健和心理健康筛查,重点关注有不良孕产史、妊娠合并症等高危孕妇,加强对其心理疏导。同时,帮助产妇建立心理健康档案,对轻度或中度抑郁的产妇进行早期干预,定期检查及随时跟踪随访。对于抑郁严重者,及时治疗或转诊。

第二,照护者应随时关注产妇的情绪变化,努力为产妇营造良好而温馨的家庭氛围;替产妇分担照顾新生儿的责任;家庭成员之间的养育观念保持一致。一旦发现产妇有不良的消极情绪,应及时进行疏导和抚慰,让其保持积极乐观的心理。与此同时,产妇自己也要乐观开朗,遇到身体不适或哺乳困难时,应及时告知家人或照护人员,让他们帮忙解决问题。

(二)产后焦虑

有的孕妇在产后,由于身体疼痛或新生儿生病或发育不良等症状,常伴随担心、忧愁或紧张等情绪,非常不利于乳汁分泌或出现乳腺疼痛等症状,这时需要家人及护理人员耐心疏导、及时关心,让其保持积极乐观的心情。

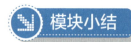

本模块介绍了分娩基本常识,包括分娩前的准备、分娩过程和分娩方式;分娩的过程有第一产程、第二产程和第三产程三个过程;分娩的方式有自然分娩和剖宫产两种方式。选择何种分娩方式,取决于孕妇生产时的实际情况。分娩前应做好相关的准备,比如准备好产妇和婴幼儿的用品。有的孕妇在妊娠期间以及产后可能会出现乳腺炎、尿道感染、腰痛等诸多生理性疾病和产后抑郁、产后焦虑等精神性疾病,这些都需要努力预防或专业人员的精心护理。只有这样,产妇及新生儿的身心才会更加健康。产后女性的身体修复主要包括产褥期护理、产后运动、产后心理调适、产后饮食调理以及产后着装等。

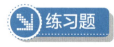

一、选择题

1. 产褥期是指( )。
   A. 从胎儿娩出到产妇全身各器官恢复正常状态所需的时间
   B. 从胎盘娩出到产妇全身各器官(乳房除外)恢复或接近正常未孕状态所需的时间
   C. 从胎盘娩出到产妇全身各器官恢复正常状态所需的时间
   D. 从胎儿娩出到产妇子宫复原所需的时间

2. 产后内裤需( )。
   A. 勤洗勤换　　　　　　　　　　　B. 无特殊要求
   C. 一周换一次　　　　　　　　　　D. 10 天换一次

---

① 邵晓蕾.农村轻度产后抑郁妇女的个案工作干预策略——基于对 S 某的社会工作实务[J].西部学刊.2023(24):39.

3. 产后 6 小时内对饮水的要求为（　　）。
   A. 不饮水，以免排尿引起疼痛
   B. 多饮水，促进排尿
   C. 适当饮水
   D. 无所谓
4. 产后多进食富含纤维的食物以防止（　　）。
   A. 营养不良
   B. 便秘
   C. 消化不良
   D. 贫血病
5. 每次哺乳前，产妇清洁乳房时应（　　）。
   A. 用湿毛巾擦净乳房
   B. 用肥皂水清洗乳房
   C. 用酒精消毒乳房
   D. 用专门的乳房消毒药剂

二、判断题

1. 无痛分娩对产后哺乳无任何影响。（　　）
2. 分娩镇痛适合于所有经阴道分娩的产妇。（　　）
3. 怀孕 16 周末临床上可听到胎心音。（　　）
4. 有些女性产后易患抑郁症或焦虑症。（　　）
5. 妊娠 20 周后在孕妇的腹壁可触到胎体。（　　）

三、简答题

1. 孕妇产后的注意事项。
2. 产后心理疏导措施。
3. 产妇抑郁的预防与治疗。

四、论述题

1. 论述分娩的三个过程。
2. 论述剖宫产的优缺点。
3. 论述产妇感染及其护理。

模块五
胎教的具体措施

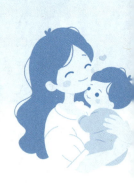

模块导读

胎教,作为一种促进胎儿身心发展的早期教育方式,越来越受到人们的重视。科学合理的胎教措施不仅能够促进胎儿的健康成长,还能为其出生后的智力和情感发展奠定良好基础。本模块旨在提供一系列科学的胎教的方法和实践指导,让学习者了解胎教的重要性,并掌握有效的胎教技巧。通过本模块的学习,希望学习者能够理解胎教的科学原理及其对母婴健康的潜在益处,以科学、合理的方式指导孕妇及其丈夫进行胎教,为胎儿的健康成长和未来发展打下坚实的基础。

学习目标

1. 了解胎教的含义,掌握胎教的种类以及注意事项,明确有效实施胎教的前提。
2. 能够运用胎教的具体方法指导怀孕夫妻科学地实施胎教,能够向他们讲解胎教过程中的注意事项。
3. 初步形成重视胎教以及实施科学胎教的基本意识,为指导怀孕的夫妻孕育身心健康的胎儿而不断努力学习。

思政要点

熟知《关于加快完善生育支持政策体系推动建设生育友好型社会的若干措施》以及《中华人民共和国母婴保健法实施办法》中支持托育发展以及孕产期保健的具体条文,运用所学知识指导怀孕夫妻科学合理地实施胎教,以积极配合母婴保健法的贯彻执行。

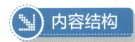

内容结构

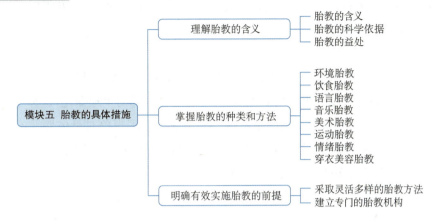

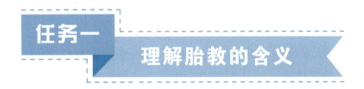

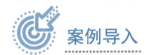 案例导入

小芳在孕期一直坚持进行胎教。她保证饮食营养均衡，同时还经常听音乐、讲故事、呼喊孩子的小名、做运动等。她的孩子两岁上托班时，语言能力令人惊讶，不仅对汉语很敏感，英语学习表现得也非常好。此外，这个孩子学东西特别快，情绪也很稳定。

请思考：案例中使用了哪些胎教方法？

根据刘向《列女传》中的记载，早在太任（周文王之母）时期，周王室中就有了胎教的实践传统。[①] 目前，胎教措施也在不断发展和完善。

一、胎教的含义

胎教，最早起源于中国，古时候又称"养胎""胎养""养孕"等，是指妇女妊娠期间在饮食、生活起居、情感、精神等方面所采取的有利胎儿生长发育的措施。[②] 胎教分为狭义和广义两部分。狭义的胎教是指孕妇自身为加强品德修养，保持良好的情绪状态，以促进胎儿早期知、情、意和智力等多方面的发展。广义的胎教包含心理上的"胎教"和身体上的"胎养"。[③]

[①] 李鹏举."制造"传统：早期中国胎教起源考[J].陕西学前师范学院学报，2024，40(02)：87.
[②] 赞巴.中医胎教思想及应用的研究[J].世界最新医学信息文摘，2018，18(14)：125.
[③] 庞颖，刘雁峰.中医胎教源流及内涵探赜[J].中国中医药现代远程教育，2023，21(24)：81-84.

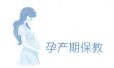

按照胎教的定义,胎教的对象既是孕妇,也是胎儿。胎教一方面是指孕妇感知美好事物以及调控不良心情,为自身提供良好的物质和精神环境;另一方面也是指给生长到一定时期的胎儿以合适的各种刺激,通过这些刺激,促使胎儿身心健康发育。① 胎教的主要目的是通过母体给予胎儿有利其大脑和神经系统功能尽早成熟的各种刺激,为其出生后的生长发育和继续教育奠定良好的基础。

胎教是一门涵盖生理学、心理学、教育学以及营养学、保健学等的科学。生理学理论认为胎教是一种生理过程,母体接受外界一切刺激,都将引起母体内部的生理变化,这种变化会影响胎儿的生长发育。心理学理论认为孕妇的暗示、期望、焦虑等心理现象对母体胎儿的生长发育产生影响。教育学理论认为胎教实质上就是对胎儿的教育,是人接受教育的最初起点,因此科学的胎教方法也越来越被更多的人所接受并采纳。②

二、胎教的科学依据

现代胎儿医学和心理学的研究证明胎儿具有惊人的能力,为开发这一能力而施行胎儿教育是有科学根据的。

第一,胎儿期是大脑发育的关键期。胎儿从第5周开始即有较复杂的生理反射机能,第10周时已形成感觉、触觉功能。胎儿在第20周左右开始对声音有反应,第30周时有听觉、味觉、嗅觉和视觉功能,能听到母亲的心跳和外界的声音。美国著名的医学专家托马斯的研究结果表明,胎儿在6个月时,大脑细胞的数目已接近成人,听觉、视觉或触觉等感觉器官对刺激比较灵敏,对母体内外的刺激也能做出一定的反应,这时外界的刺激能较好地影响胎儿,这也是实施胎教的依据之一。③

第二,胎儿与母亲之间心灵相通。母亲与子女之间,不但有血脉相连的关系,而且还具有心灵相通的能力。孩子从胎儿期开始,就能借助心电感应觉察到母亲的情绪波动,并随之做出反应。孕期若母亲心情愉快,这种信息便很快地传递给胎儿,能使躁动不安的胎儿安静下来;反之,若母亲对胎儿的生长发育拥有不安、焦躁、紧张或忧虑等消极悲观的情绪时,这时的胎儿就会封闭心灵,无法直接接受母亲的波动。即使母亲想将意图传达给腹中的胎儿,胎儿也会主动拒绝接收。美国的约翰·亚伦瓦德博士将母子间的波动关系命名为"母子的心电感应关系"。④

第三,胎儿有学习和记忆的能力。刘斌教授认为,从第6个月起,胎儿就能聆听世界,能感受刺激并做出反应,还能分辨出不同的声音,甚至能记忆学习。胎儿对声音的敏感度是难以想象的。有人发现,新生儿哭泣时,母亲将其抱在怀中左侧,他便逐渐停止哭泣,这是因为新生儿在胎儿期早已习惯母体心跳声,当再次听到母体熟悉的心跳声,便会感到安全而舒适。这也从侧面说明新生儿在胎儿期具有一定的记忆和学习能力。

---

① 冯德全.胎教——人之初的教育"0岁方案"之一[J].家庭教育,1995,(03):19.
② 董爱霞.胎教实施策略的个案研究[D].长春:东北师范大学,2012.
③ 杨晓欣,赵金荣,李金凤.胎教对胎儿的益处分析[J].临床合理用药杂志,2014,7(04):176.
④ 李轶君.妈妈决定孩子的一生[M].北京:朝华出版社,2009:15-16.

三、胎教的益处

怀孕期间,如果父母采取适当的方法和手段,有规律地对胎儿的听觉和触觉实施良性刺激,这些刺激通过神经系统传递到大脑,可促进胎儿大脑皮质得到良好的发育,不断开发其潜在能力。

科学适度的胎教,可以增加新生儿出生后对外界声音、动作、语言做出反应的能力。北大医院戴淑凤教授对实施胎教的新生儿进行行为测评,发现其大运动、精细运动、认知、言语及情绪与社会行为等五大能力均超出未接受胎教的新生儿。其研究在一定程度上表明胎教可以刺激胎儿感觉器官和大脑的发育,特别是音乐胎教能使婴儿出生时就具备良好的感官功能。① 总的来说胎教对胎儿及新生儿的益处主要包括以下三方面。

(一)促进智力开发

人类的脑力活动在刺激其智力发展的同时,会使大脑结构发生变化,也就是促进大脑细胞之间建立新的连接,甚至刺激大脑生出新的脑细胞群。通过刺激大脑会多长出约 20% 的脑细胞,而这些脑细胞多位于主管学习和记忆的海马区。因而受过胎教的孩子,其智力普遍比较好。我国学者张佩鸣等人通过实验研究,也提出胎教对胎儿智力的开发以及对胎儿的身心健康有着明显的影响,科学合理的胎教为其出生后接受早期教育奠定了良好的基础。②

(二)增强声音敏感度

科布拉·莫瓦莱德等通过对新生儿心电图、脑电图、习惯性测试和行为反应的检测,发现接受产前声音刺激的新生儿在行为测试中表现更好。这项研究证明了新生儿能够学习并记住产前的声音刺激,还揭示了声音刺激(包括音乐和语言)对胎儿记忆和学习能力会产生深远影响。③ 如实施过音乐或语言胎教的新生儿,在他睡觉前播放胎教音乐或母亲哼唱催眠曲便能很快入睡。另外,受过胎教的婴儿有较强的感应能力,当听到母亲的脚步声、说话声他便会停止啼哭。接受过胎教的胎儿对音乐比较敏感,出生后听到音乐便会随着韵律和节奏扭动身体。④

(三)提高动作灵活性

维奥拉·马克斯和埃墨斯·纳吉的研究表明,妊娠期间父亲、母亲和陌生人对胎儿的抚摸,胎儿有不同的回应,表明胎儿对不同触摸刺激具有一定的敏感性。⑤ 有学者指出,胎儿生活在羊水中,通过抚摸使羊水晃动会将信息输入胎儿体内,引起对大脑的刺激,拓展新的神经链和脑细胞的通路,使胎儿产生记忆。⑥

---

① 赵凤军.实施胎教的效果评价[J].现代护理,2004(01):37.
② 张佩鸣,陈彩华.胎教与婴儿智能发育的研究[J].上海预防医学杂志,1999(03):133.
③ 吴佳容,董岩鑫,董达.胎教的科学性:过去、现在和未来[J].大众心理学,2024(07):46.
④ 杨晓欣,赵金荣,李金凤,等.胎教对胎儿的益处分析[J].临床合理用药杂志,2014,7(04):176.
⑤ 吴佳容,董岩鑫,董达.胎教的科学性:过去、现在和未来[J].大众心理学,2024(07):46.
⑥ 陈达光,黄荚芳,张镜源,等.音乐胎教与抚摸训练对婴儿智力动作发育和行为影响的研究[J].中国心理卫生杂志,1994,8(4):148.

任务二 掌握胎教的种类与方法

案例导入

现在一谈儿童教育,父母普遍都很焦虑:为了将来能考上重点大学,有些孩子从幼儿园就开始到处上各种补习班,美其名曰"不输在起跑线上"。还有一位准妈妈在孕期坚持不休息,而选择复习迎战考博、读博。为何考博?这位准妈妈说,"孕期读博"对即将出生的孩子来说,将是最好的胎教,让孩子从小"赢在起跑线上"。

请思考: 什么才是科学合理的胎教呢?

科学的胎教,是指孕妇在保证充足营养和适当的休息前提下,从胎龄满5个月后开始,对胎儿实施每天定时的声、光、触摸的刺激,借此使胎儿的听觉神经通路、视觉神经通路和触觉神经通路产生并向大脑皮层的感觉中枢传送感觉的电脉冲。经常进行电脉冲传送,会促使电脉冲所通过的许多神经元增长树突或树突棘,建立更多的神经元之间的叫作"突触"的信息传递结构。①

为胎儿提供"适宜的刺激性环境"是一种胎教方法。该环境主要包括适宜的精神环境和物质环境,比如孕妇积极思考、保持愉快的心情、聆听动听的乐曲、感受优美的环境、进行温柔的抚摸等。胎教的方法很多,有环境胎教、饮食胎教、语言胎教、音乐胎教、美术胎教、运动胎教、情绪胎教等。妇幼保健院或托育机构的相关人员指导孕妇学习胎教的具体方法,能使孕妇保持身体健康且心情愉悦,促进胎儿获得良好的发展。

一、环境胎教

人类从受精卵到胚胎,再到胎儿出生成为新生儿,大约经历了280天。妊娠过程中胎儿能否正常生长发育,除了与父母的基因、孕育准备、营养因素有关外,还与孕妇在妊娠期间的内外环境有着密切的联系。从心理学角度来看,孕妇所处的环境都与胎儿有关,主要包括体内环境、体外环境和精神环境。

(一) 体内环境

影响胎儿成长的体内环境主要是指子宫内环境和母体身体状况。

---

① 刘泽伦. 胎儿大脑促进方案[M]. 上海:第二军医大学出版社,2008.

1. 子宫内环境

胎儿所处的子宫内环境，和胎儿直接接触，是胎儿生长发育的地方，因此它的优劣会对胎儿产生很大的影响。子宫内环境良好是指子宫发育正常，没有畸形、子宫肌瘤或腺肌瘤；子宫内膜薄厚均匀且没有异常回声；子宫没有压痛以及子宫位置没有前屈前倾位或后屈后倾位。宫内环境不良指的是因家族遗传及生活环境，母亲年龄、健康、营养、生活习性、抽烟与药物，宫内感染，胎次与胎数、胎盘、脐带、羊水等因素造成胎儿在母体内的生存和生长环境受损，从而导致胎儿在宫内生长迟缓甚至终止妊娠的状态。胎儿宫内生长异常包括宫内生长迟缓和大龄胎儿。宫内生长迟缓是指胎儿、母亲或胎盘等各种不利因素导致胎儿在宫内生长模式偏离或低于预期的生长模式，即偏离了其遗传潜能。[1] 当宫内环境不良，胎儿如果存在慢性缺氧的情况，这时胎儿的反应会较差，胎动不活跃，胎儿功能会受到抑制。[2]

2. 母体身体状况

体内环境还包括母体的身体状况。它对胎儿的健康发育，影响极大。张蔼等的研究发现，怀孕期间，母体若患有胎盘早剥、贫血、高血压、糖尿病酮症酸中毒、子痫等疾病可能会加重胎儿缺氧。当母体大量失血时，胎儿在宫内可能会缺氧，母体血压升高可能会使胎儿缺氧的程度更为严重。母亲怀孕晚期B族链球菌感染会导致产后出血、剖宫产、胎儿宫内窘迫和新生儿感染的概率增加。乙肝病毒携带的孕妇患者如果进行羊膜腔穿刺术可能增加胎儿宫内感染的风险。[3] 孕妇若患有糖尿病，其胎儿体重可能会高达7公斤，若胎儿体重过大容易发生呼吸窘迫综合征，而且，胎儿患上先天性心脏病或无脑儿的发病率达2.9%。若孕妇患有甲状腺功能低下的疾病，胎儿受其内环境的影响容易使其出现骨骼和牙齿畸形、隐睾，伸舌样痴呆、甲状腺肿大等症状。若孕妇患有心肺功能不全、严重贫血、高血压等，胎儿容易畸形或死于宫内。[4]

（二）体外环境

胎儿生长也很容易受体外环境的影响。体外环境是指孕妇所处的家庭环境和工作环境。孕妇生活的环境应安全、健康、美观、高雅，并且无污染、无危害和无辐射。

1. 孕妇的家庭环境

首先，应安全卫生。孕妇的住处应无有毒有害气体或物质，如烟味、杀虫剂、气雾剂、化学物质等。孕妇还应避免电磁波辐射的不良影响，如家中的荧光灯、电视机、微波炉、冰箱、电暖气等电器都会释放出一定量的有害电磁波，孕妇应尽量少接触或使用这类家电用品。

其次，应温馨舒适。良好的居住环境既可以使孕妇心情舒畅、身心放松，也有助于胎儿的健康发育。孕妇居住的客厅与卧室的家具应干净整洁并摆放整齐，地面干净无污水。在保证家里安全卫生的前提下，有条件的孕妇在怀孕前可以美化居在环境，使其具有高雅的情调和艺术的氛围，营造温馨舒适的室内环境（图5-2-1和图5-2-2）。比如，卧室墙壁颜色最好涂成淡绿色，可以在墙面上适量拓印一些树叶或树枝图案，居室墙壁上悬挂一些活泼可爱的婴幼儿画片或照片，或一些田园风光的油画，因为这些图画不仅能增加居室的自然色彩，还能拓宽孕妇的视野。

---

[1] 施长春.宫内环境不良与生命早期糖脂代谢指标的前瞻性队列研究[D].杭州：浙江大学，2017.
[2] 刘今爱.胎儿宫内环境对围产儿的影响[J].空军总医院学报，1990，(03)：30-31.
[3] 张蔼.胎儿宫内不良环境对妊娠结局的影响及其管理[J].青岛市妇女儿童医院，2021-10-21.
[4] 刘泽伦.胎教的实用与科研[M].北京：教育科学出版社，1991.

有条件的家庭还可以在居室悬挂精美的书法或绘画作品,让孕妇在欣赏美的同时陶冶性情,同时也给人一种积极向上、充满斗志和力量的暗示。室内窗台或桌子上可以摆放几盆插花、盆景,也可以饲养活泼可爱的小鱼等,增加居室的生命力。

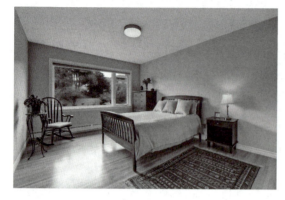

图 5-2-1　明亮卧室

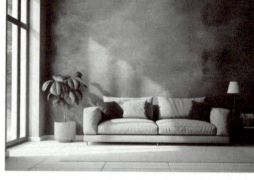

图 5-2-2　温馨客厅

2. 孕妇的工作环境

第一,孕妇的工作环境应保证安全健康无污染。①工作环境的温度和湿度应适宜,通风采光良好。夏天炎热要开空调降温,室温在 26℃左右,冬天严寒地区应有供暖设施。②工作环境的地面应平坦且具有防滑功能。办公室地面平整,办公场所的厕所地面无积水。③孕妇的工作场所应没有化学类、重金属、有毒气体类等污染源。具体地说,其工作环境没有化学药品、麻醉剂、重金属、甲醛、二手烟等。比如孕妇的职业若是医院的麻醉医生或手术室护士,由于工作需要在孕期经常接触麻醉药,很容易引起腹内胎儿畸形或流产。④室内空气新鲜。孕妇若长期待在空调房间里,由于空气不流通,容易头昏、疲倦、心情烦躁等,因此,孕妇要定时开窗通风,或每隔两三个小时到室外待一会儿,呼吸新鲜空气。

第二,工作环境应没有辐射。手机、电脑或其他电子产品,其辐射较小不会影响人类的健康,但胎儿正处于关键的生长发育过程中,长期的电子辐射也会对其的发育产生较大的影响。日本著名国际著名脑力开发专家、教育学博士七田真先生在其《七田真胎教法》一书中指出,孕妇若长时间接触电脑等电子产品,有害电磁波会侵害胎儿幼小的细胞,使他们免疫力低下,引起染色体异常或被病原体感染。孕期职业女性使用电脑、公共电话时,应注意以下事项:(1)现代写字楼里环境幽雅舒适,远离日晒风吹,但装修良好且设备先进的办公用品如办公桌、资料柜等存在各种各样的污染源。此外,孕妇最好不要长时间坐在电脑、复印机前。若必须使用电脑、复印机等产品的话,则应与其保持一定的距离。(2)电话也是容易传播疾病的办公用品,听筒上的细菌很容易传给下一个人。孕妇若使用公共电话,应注意卫生,可以在使用前用酒精棉擦拭一下听筒和按键。总之,孕妇在办公场所中,应注意周围有辐射源的电子产品,尽量远离对自身及胎儿有害的地方。

第三,孕妇不宜过度疲劳。孕妇工作压力大、工作时间长也会给自身带来紧张感和疲劳感,进而影响胎儿的发育甚至让胎儿停止发育。孕妇工作的节奏、性质、压力应适合自己的承受力。舞蹈演员、竞技体育运动员、爬高、挑重物的体力劳动者,需要加班或熬夜的职业如律师、医生等,一旦怀孕,应暂时暂停工作或调离这些岗位。此外,孕妇还应注意工作环境中复杂人际纠纷带来的烦恼和麻烦,一旦被卷入,要及时排解,不能耿耿于怀或忧心忡忡,尽量保证人际关系融洽。因此,怀孕期间的女性应当尽量避免压力大且时间长的工作环境。[1]

第四,应避免接触噪声。孕妇在接触高强度噪声环境下工作,容易引发听力、心理等方面的问题。常听嘈杂声音等,都会使胎内环境发生变化,影响胎儿健康成长。王华等通过研究得出这样的结论:女性在妊娠期间接触过量的噪声,可能导致新生儿高频性耳聋,并可能与早产儿宫内生长迟缓有关。[2] 有专家研究指出,噪声刺激胎儿可使其大脑受损害。主要表现在大脑皮层听觉中枢部位的神经细胞线粒体明显肿胀、一些线粒体嵴断裂,内质网明显扩张形成较大空泡。[3] 还有研究发现,合适的外界和母体的声音刺激有助于胎儿听觉器官和神经系统发育,但过度的噪声暴露则会对胎儿造成损伤[4],也可能会对母亲产生一定的影响。如果工作环境中存在此类问题,孕妇可以佩戴防噪声耳塞或调离这样的工作环境。

第五,孕妇不宜久坐。目前孕妇多数都是坐在电脑前工作,这类孕妇应保持正确的坐姿,坐一会儿就可以站起来四处走动。孕妇不宜久坐,因为坐得太久了容易腰酸背痛且下肢不舒服。可以尝试专业的办公椅或在腰部放个靠垫以保持背部挺直,避免腰酸背痛等症状。

(三)良好的精神环境

怀孕期间,心情愉快是极其重要的。孕妇应保持稳定的情绪,同时家人还应关注孕妇的不良情绪和感受,及时予以抚慰。

1. 保持情绪稳定

影响孕妇情绪波动的因素有家庭经济状况、生活条件、孕妇的工作状况、房屋搬迁、住房紧张、财产损失、意外惊吓、投资失败等多项内容。[5]

孕期女性的心理健康直接影响母亲与胎儿的身心健康。研究表明,存在心理问题的孕妇容易情绪极度不稳定,会对胎儿生长发育造成负面影响。孕妇因焦虑、烦躁、紧张等均可能引起情绪波动,而情绪波动则可能会引起血管痉挛,使肾血流量减少,肾素分泌增加,从而使机体的适应能力降低,影响胎儿发育。[6] 再者,情绪波动还会影响孕妇产后的功能恢复及心理调适。

因而,在怀孕期间,孕妇应努力保持良好的心情,每天进行积极的思维活动,一旦出现焦虑、紧张或烦躁情绪时,应及时控制或采取转移措施。

2. 家庭氛围和睦

怀孕期间,家庭成员之间相互关爱,夫妻之间感情和睦,对孕妇及其胎儿的身心健康都是非常重要的。丈夫要配合妻子,努力为其创造宁静而愉快的家庭气氛,营造相亲相爱、和睦和彼此体谅的关系。丈夫要善于同情和体贴妻子怀孕的不容易,理解其容易波动的感情,有条件的最好能经常陪伴妻子。总之,家人随时关心孕妇、包容孕妇的易怒情绪,有利于保持孕妇的情绪稳定。

---

[1] 张丽,张颖,刘明芝. 胚胎停育环境危险因素初步研究[J]. 中外女性健康研究,2022(05):35.
[2] 王华,沈朝斌. 噪音对胎儿及新生儿的影响[J]. 国外医学(儿科学分册),1999(01):44.
[3] 刘泽伦. 胎教的实用与科研[M]. 北京:教育科学出版社,1991.
[4] Gelat P, David A L, Haqhenas S R, et al. Evaluation of fetal exposure to external loud noise using a sheep model: quantification of in utero acoustic transmission across the human audio range[J]. Am J Obstet Gynecol, 2019, 221(4): 343.e1-343.e11.
[5] 林芬. 孕妇心理健康状况调查分析[J]. 临床医学工程,2013,20(11):1453-1454.
[6] 周树南. 孕妇情绪对胎儿有哪些影响[N]. 深圳商报,2003-12-21.

二、饮食胎教

怀孕期间的女性,饮食中的营养不仅要供给自身,还要供给腹中的胎儿。如果胎儿期营养不足,不利于体内器官组织的正常发育和出生后身体及智力的发展。因此,女性孕期应特别注意营养及各种元素的均衡摄入。

(一)饮食胎教法的注意事项

怀孕期间,孕妇不宜吃变质、腐烂、添加剂含量多的食品。在胎儿脑细胞的发育过程中如果孕妇食用有害食品,会对胎儿生长发育产生不良的影响。

1. 不宜食用有害食品

成人摄取了一定量有害食物后,可能只会引起短暂的不适。但是对胎儿来说,即使只是摄取了一半分量的有害物质,也会导致一生都无法治愈的损伤。胎儿不只对水质污染物敏感,对有食品添加剂、被农药或辐射污染等有毒食品中的危险因子,都是非常敏感的。在当代社会,人们日常吃的食物约有80%属于加工食品,这些食品里都含有添加剂,比如豆腐乳、乌冬面、面包、辣条、饼干、方便面等。食品添加剂中含有多种对人体有害的物质,可能会导致畸形,甚至致癌,因而孕妇最好不食用含有添加剂的食品。此外,加工食品和半加工食品会使孕妇营养不均衡,比如盐分与磷成分过多、质量偏低等。同样,被农药或辐射污染的食品对胎儿也有害。比如,农村孕妇因为接触了农药而流产或生下畸形儿;孕妇被电磁波或辐射所损伤,也容易流产或产下畸形婴儿;在化学药品、工业产品制造厂工作的孕妇,容易受到大量有毒物质的侵害,也将直接或间接影响胎儿的正常发育。

2. 不宜食用活血类食物

怀孕期间,不建议孕妇吃活血类食物,因为这类食物可能会活血通经、下血堕胎。比如山楂、螃蟹、黑木耳、红糖、桂圆等。此外,孕期不能盲目补充各种维生素,应遵从医嘱。

3. 不宜吃得过多或太少

在孕期,孕妇不宜吃得太多而出现营养过剩的状况,否则会导致胎儿体重过大从而难产或剖宫产等。营养过剩还容易使胎儿出现"高胰岛素血症",这种症状将延续到出生后,不利于新生儿的健康成长。不仅如此,孕妇也不能吃得太少,尤其是怀孕初期,因恶心、呕吐等,使得一些孕妇不愿意多吃食物而影响腹中胎儿的营养摄入量,不利于胎儿正常发育。

(二)饮食胎教法的具体措施

怀孕期间,孕妇的饮水和餐食对其自身以及胎儿的健康发育都是非常重要的。孕妇的饮用水应保证其水质清洁卫生,孕妇每天的进食方法要讲究,应根据胎儿的不同阶段食用不同的食品,注意饮食习惯的培养。

1. 注意饮用水的质量

水质会影响胎儿的发育。孕妇应该注意每天饮用健康干净的水,这样才不会导致疾病的发生。孕期饮水应该注意以下五点。一是孕期应适当增加水量。由于女性在怀孕期间,其体内的血流量增加了一倍,需要摄取大量水分,所以孕妇应养成多喝水的习惯。二是孕妇应根据自身的活动量的大小,天气变化,环境变化等因素,酌情增加或减少饮水量。三是孕妇饮用的水最好

模块五 胎教的具体措施

是净化后的水或冷却后的温开水。四是孕妇可以少量饮用茶水或咖啡,但不宜喝浓茶或浓咖啡。五是孕妇可以根据不同的季节,现榨一些新鲜果汁来喝,以补充自身及胎儿对维生素的需求。①

2. 食用定量的益智食品

营养益智胎教法是指孕妇可以食用一些有利于胎儿大脑和智力发展的食物。怀孕期间,建议孕妇每天食用五谷杂粮以及各类坚果:如馒头、面条、米饭、大饼、小米、玉米、芝麻尤其黑芝麻、核桃、花生等。食用定量的新鲜水果:如苹果、葡萄、桑葚、香蕉、梨、草莓、樱桃、西瓜、甜瓜、哈密瓜、橘子、柚子、柿子等。食用定量的新鲜蔬菜:如青菜、豆芽、番茄、白菜、冬瓜、南瓜等。食用各种肉类、蛋类、奶类,以及海鲜如深海鱼、虾类、贝类等。

3. 不同的孕期可重点食用不同食品

从中医角度来说,孕期不同阶段,其饮食养胎方法应有所不同。首先,孕早中晚期,其饮食有所不同。比如孕早期孕妇饮食应以清淡为主,忌食腥臊辛热之品,宜清热,滋补而不宜温补。孕中、后期的饮食营养应丰富全面充足,尤其要注意动物性食物的摄入,这类食物有利于补气健脾,滋补肝肾以利生产,但又不可吃得过多。

其次,不同月份的饮食其侧重点应不有所不同。怀孕第1~2个月以肝经为主养胎,建议孕妇可以食用酸性食品,如梅子、糖醋烹调的食物等;第3~4个月以心经为主养胎,孕妇可以食用安胎养心的莲子汤、鱼头汤等;第5~6个月以脾胃经为主养胎,建议孕妇多食鸡鸭、猪肚等;第7~8个月以肺经为主养胎,孕妇可多食用新鲜蔬菜、瓜果等;第9~10个月以肾经为主养胎,孕妇可以多食用甲鱼、黄鳝、瘦肉、鸡蛋等使胎儿发育健壮的食品。如此逐月饮食养胎法,无论从传统的饮食养生观出发,还是从现代营养学来考究,都是符合孕妇生理变化及胎儿生长发育的营养需求的。②

4. 培养孕期良好的饮食习惯

孕妇在工作和生活中,无论有多忙,都要给自己留出一定的吃饭时间;孕妇的一日三餐要定时、定量、定点;孕期的三餐不应忽略或将三餐合并成一餐,数量建议呈倒金字塔形,即早餐丰富、午餐适中、晚餐量少;孕期还应注意营养均衡,不能挑食或偏食。从胎儿嗅觉和味觉发展特点和规律来看,孕期营养均衡有助于胎儿味觉和嗅觉器官的健康发育。怀孕28周,胎儿的嗅觉和味觉系统发育良好;孕妇到孕晚期,胎儿有嗅觉和味觉的能力。胎儿会通过羊水来闻气味,品尝味道,而羊水的气味和味道与母亲的饮食有关。比如,孕妇喜欢吃蔬菜、水果等,胎儿出生后也会对这些食物的味道比较熟悉。而且,还有研究显示,怀孕第3~6个月和第7~9个月,是胎儿大脑快速发展的关键期,孕妇营养的合理摄入尤其重要。③ 因此,怀孕期间的女性应保证每天饮食丰富、营养均衡。

拓展阅读

孕期食谱

三、语言胎教

语言胎教是胎教体系的重要分支,是指孕妇或家人用文明、礼貌、富有感情的语言,有目的

---

① 职心乐.孕期饮水有讲究[J].食品与健康,2005(10):32.
② 张华,潘小芳.浅谈中医胎养与孕期饮食宜忌[J].求医问药,2012,(10),7:386387.
③ 刘泽伦.胎儿大脑促进方案[M].上海:第二军医大学出版社,2008.

地对子宫中的胎儿讲话,给胎儿期的大脑新皮质输入最初的语言印记,为后天的学习打下基础。① 父母经常与胎儿对话,有助于在其大脑新皮质输入最初的语言印记,使其出生后的语言发展良好。

1. 语言胎教的依据

适合孕妇阅读的书籍

胎儿的听觉在 2 个月时就已经开始发育,语言胎教主要是对听觉的刺激。胎儿经过 6 个半月的生长发育后,听觉系统已趋完善,具备了接收和感知声音的能力。此时的胎儿能够不间断地听到母亲的咚咚心跳声、胎盘血流声以及母亲肠胃的咕噜声和讲话声。②

2. 语言胎教的方式

八个月胎儿的动作

（1）父母与胎儿对话。怀孕期间与胎儿的对话,不要求胎儿能听懂父母的话,而是让父母说话的声音和内容感染胎儿,让胎儿接受和存储来自父母深切关爱的信息。孕期夫妻可以给胎儿取个乳名,每天轻声呼唤其名字,这样胎儿出生后听见呼唤声便能减少烦躁不安的情绪。夫妻也可用适宜的声音向腹内的胎儿亲切说话,这样会给胎儿留下美好的记忆,比如每天对胎儿讲"小宝宝听话""小宝宝睡觉啦""小宝宝吃奶啦"这样一些简单的日常用语,有助于胎儿产生较强的安全感和熟悉感,并与父母之间建立起友好的关系。此外,父母还可以每天给宝宝唱儿歌、讲故事和有趣的事情。让胎儿熟悉父母的声音,孩子出生后在哭泣或烦躁时,若能听到父母的声音便可能较快地安静下来。

（2）读书给胎儿听。语言胎教既可以采取与胎儿说话,也可以采取为胎儿阅读的方式。孕期父母可以每天多读一些书,并把书上的事情讲给胎儿听。孕妇可以有意识地选购一些有意思、令人身心愉悦的中英文儿童故事、童谣或童话,然后将作品中的人、事、物详细、清楚地大声朗读出来,让胎儿融入故事情节中。怀孕 6 个月后,夫妻俩每天可以坚持为胎儿朗读《弟子规》《三字经》《千字文》等经典著作;也可以将一些富有童趣的故事讲给胎儿听,比如《小蝌蚪找妈妈》《小马过河》《龟兔赛跑》等。还可以讲名人励志故事,如《铁杵磨成针》《爱迪生孵小鸡》以及外国童话故事如《拇指姑娘》《海的女儿》《丑小鸭》等。也可以朗诵优美的诗歌和散文,如《你是人间四月天》《星星为什么会眨眼》等。③

3. 为胎儿阅读的方法

（1）大声朗诵读物内容。这种方法是指父母尽量使用形象化的语言,设法将书中每页的图画及文字都大声地朗读给胎儿听。例如画册上画着苹果树,树上有苹果,就可以对胎儿说:这是苹果树,树上长满了红红的圆圆的大苹果,是人们喜欢的水果之一。爸爸妈妈摘下一个大苹果,闻一闻,好香啊。再切开,尝一尝,好甜啊。宝宝你感受到了苹果的香甜了吗？夫妻在向胎儿描绘读物中的情节时,要绘声绘色,把融入关爱感情的声音传递给胎儿。例如,讲"小猫钓鱼"的故事时,父母可以声情并茂地描绘小猫兴冲冲去钓鱼和后来在河边三心二意的样子,有声有色地讲述河边美丽的花草和翩翩飞舞的蝶,生动形象地表现小猫又想抓蝴蝶、又想钓鱼的心情,惟妙惟肖地流露小猫最后一条小鱼也没有钓到的懊恼感觉。这样,父母就和胎儿一起进入了故事的情节之中,小猫遇到的种种事物及其个性特点也通过声音和感情输入了胎儿的大脑里。④

---

① 纪汉平,方娇.语言胎教,神奇的生命智慧[J].心理医生(上半月版),2014(06):54.
② 刘泽伦.胎教的实用与科研[M].北京:教育科学出版社,1991.
③ 汉竹.爸爸的声音 最好的胎教[M].南京:江苏科学技术出版社,2016(01):24-154.
④ 姚全兴.胎教:美育开启人生之门[J].美育学刊,2012,3(03):80-86.

父亲与胎儿交流

美国佛罗里达州一孕妇的丈夫每天清晨会贴近妻子腹部对5个月的胎儿讲这样一句话:"宝贝,我是你爸爸,在跟你说话呢!"谁知过了一段时间,父亲一讲这句话,胎儿就动一下表示反应。出生后孩子啼哭,只要一听到这句话就立即停止哭声,还会仰着脸四处张望。①

(2) 为胎儿描述所见所闻。父母在进行语言胎教时,可以把看到的事物形象和自己的情感融合起来,讲述给胎儿听。比如,可以向胎儿描述天气和温度情况:是阳光洒满大地、风雨飘扬、白雪皑皑,还是春光明媚、秋高气爽;是炎热的35摄氏度,还是寒冷的0摄氏度。还可以为胎儿描绘自己当天的衣着打扮,比如:今天穿的衣服是什么样式、什么颜色、什么布料做的,或用简单的词语描绘各种用品,如水果,边读音边告诉胎儿苹果、香蕉、梨的形状、颜色、味道。绘画时也可以阐述所画物品以及其形状、颜色和味道,以此开发胎儿的智力,在他的大脑中留下印象。若孕妇在风景优美的公园里散步,看到四处的各种美景,内心有一种安详而宁静的情绪,这时也可把公园里的所见所闻讲述给胎儿听:儿童乐园里有好多小朋友啊,他们在草坪上放风筝,天空中的风筝好多,飞得真高啊,有燕子、蝴蝶、老鹰图案,好漂亮哦。

4. 语言胎教时的注意事项

第一,选择的读物内容应广泛且最好与现实生活密切相关,应注意避免选购故事情节过于暴力、太过激情或悲伤的读物。读物内容应积极向上、轻松活泼、幽默且富有童趣;画面色彩丰富、富于想象;主旨最好是歌颂勇敢、聪明、勤劳、幸福、友爱、仁慈等读物。此外,父母还可以自编内容或朗读简洁明了的儿歌、诗歌、散文等韵律感和节奏感都较强的读物。

拓展阅读

与胎儿对话的方法

第二,父母在给胎儿说话、读书或讲故事时,语速语调与语气都应适宜,发音准确,吐字清楚。音调要避免大声但同时也不能太小声,尽量做到绘声绘色并充满感情。在与胎儿说话时,夫妻俩都应切忌大声粗暴地说话,否则会造成胎儿的烦躁不安。实施语言胎教时,孕妇及其丈夫应排除杂念,以平和的心情和轻松愉快的语气进行,同时把胎儿当做小孩平等对待。

第三,语言胎教应在4个月以后开始,每天可以定时进行语言胎教,且与胎儿说话或读书的时间不宜过长,通常在1~3分钟,不宜讲复杂的句子,可以用相同的句子或词语开头或结束,以此加强胎儿的记忆力。胎儿和婴儿都偏爱相同的、熟悉的故事,因而父母可以为胎儿反复朗读同一个故事或同一本书,这样可以更好地促进胎儿认知和语言技能的发展。②

第四,为胎儿阅读或与其对话时,父母最好设定每天的"阅读或对话时间",二人每天各自轮流一次给胎儿阅读或说话,借阅读或说话的机会与胎儿沟通、互动。

---

① 冯德全. 胎教——人之初的教育"0岁方案"之一[J]. 家庭教育,1995,(03):19.
② Prenatal Development-Early Sensory Experiences[EB/OL]. https://familiesforlife.sg/pages/fflparticle/Pregnancy-Prenatal-Development?termId=8d2f075c-ec07-46df-b681-055b3492fde2.

四、音乐胎教

音乐胎教是指以音乐为载体,对胎儿的听觉器官进行直接有序的刺激,从而促进其脑部的成长发育,为后天的智力、性情等方面奠定基础。[①]

(一)音乐胎教的依据

母亲与胎儿不但血脉相连,而且具有心灵、情感相通的关系,他们之间有着看不见的桥梁,会分别通过不同的途径彼此传递着生理、行为和情感的信息。刚出生的婴儿在哭闹的时候,只要被母亲抱在胸前,很快就会安静下来并安稳入睡。因为胎儿在母亲体内时,已经习惯了母亲血流的声音和心脏的跳动声。从怀孕第三个月起,胎儿的神经系统开始形成。到了怀孕中期,胎儿的听力完全形成,这时对声音相当敏感,他能分辨出各种声音,并在母体内做出相应的回应。孕晚期,胎儿分辨声音强弱的神经系统也发育完成,对高音和低音都能分辨清楚。此外,科学家们还发现,如果胎儿患有先天性耳聋,通过听力训练可以做出初步的诊断。对胎儿进行听力训练最简单的方法就是听音乐了。有的胎教机构会定期组织一些孕妇集中进行音乐胎教,也有的孕妇会在家里听音乐,这种方法更具灵活性。

(二)音乐胎教的作用

1. 音乐的作用

音乐是一种非语言形式的语言,虽然不像读物那样拥有丰富的文字,但凭借它特殊的音调、旋律、节奏与力度等,可以使不同种族、不同语系的人,产生相同的感受或情感影响。音乐主要凭借其声波特性所抒发或表达的情绪或感情来感染听众,让听众结合自身的经历或心境产生情感上的共鸣,从而起到调节或控制感情与情绪的作用。

2. 音乐胎教对孕妇及其胎儿的影响

(1)对孕妇自身的影响。音乐胎教的对象是孕妇和胎儿,音乐胎教对母体和胎儿都将产生影响。6个月前的胎儿,其内耳尚未发育成熟,这时的音乐只能作用于母亲,但在音乐的熏陶下,母亲的身心愉悦能为胎儿创造一个温馨美好的世界。6个月后的胎儿能直接感受声音,这时的音乐声,父母与胎儿的对话声以及母亲的心跳声,都会对胎儿产生直接的影响。[②] 怀孕期间的女性容易情绪波动,也容易产生焦虑等不良情绪,而这时的她们尤其需要保持心态平和及情绪愉快,因而经常聆听舒缓动听的音乐是必要的。[③] 孕期女性聆听抒发情感的轻柔舒缓以及节奏鲜明、旋律优美的音乐,可以使孕妇及胎儿的不良情绪和精神得到放松和缓解,让其心情舒畅且情绪稳定,从而促进其身心健康发展;怀孕期间,孕妇科学合理地聆听音乐,有助于产生丰富的联想,调节血液流量,促进母体的新陈代谢,增强免疫力。

(2)对胎儿的影响。胎儿在子宫内大部分时间处于睡眠状态,睡眠状态聆听音乐的效果是最好的。孕期女性聆听舒缓轻柔的音乐,有助于胎儿大脑、感觉系统及认知能力的发展。孕妇的情绪刺激能引起体内自主神经系统的频繁活动,释放出乙酰胆碱,分泌出不同种类不同数量

---

① 李星寰.音乐胎教的"晚安曲":舒伯特《摇篮曲》[J].戏剧之家.2018(26):73.
② 姚全兴.胎教:美育开启人生之门[J].美育学刊,2012,3(03):80-86.
③ 刘泽伦.胎教的实用与科研[M].北京:教育科学出版社,1991.

的激素,这些物质可以通过血液循环进入胎盘后被胎儿吸收,有助于胎儿大脑的发育。孕妇在孕期经常听清新而愉快的、有节奏的乐曲,对胎儿大脑边缘系统和脑干网状结构都会产生直接的影响,从而促进胎儿大脑和感觉系统的发育。此外,孕期聆听音乐还能加强母亲与胎儿的情感联系。总之,聆听音乐不仅有助于胎儿形成良好的性格,还能使胎儿的脑力、智力、感情和能力获得良好的发育。

(三) 适合胎教的音乐

怀孕的女性可以聆听古典音乐、传统乐曲、中英文儿歌、大自然的声音以及父母的歌声。实验证明,只有舒缓、轻柔、欢快、明朗以及与妈妈心跳相近的乐曲适合胎教,而节奏快速的迪斯科、摇滚等激烈、亢奋的歌曲则不适宜。

1. 外国古典音乐

孕期,父母可以选听约翰·施特劳斯的《维也纳森林的故事》《蓝色多瑙河》、贝多芬的F大调第六交响曲《田园》、老约翰·施特劳斯的《拉德斯基进行曲》、德沃夏克的《e小调第九交响曲(自新大陆)》、约纳森的《杜鹃圆舞曲》、格里格的《培尔·金特组曲》中的《在山魔王的宫殿里》、罗伯特·舒曼的《梦幻曲》、勃拉姆斯的《摇篮曲》、维瓦尔第的小提琴协奏曲《四季·春》、肖邦的《小狗圆舞曲》等。

拓展阅读

不同声音对胎儿的影响

2. 中国传统乐曲

孕期,父母可以选择中国传统民族音乐。如《春江花月夜》、《梅花三弄》、《高山流水》《阳春白雪》、《瑶族舞曲》、《渔舟唱晚》、《月光下的凤尾竹》、《牧童短笛》、《小鸟》(罗忠熔曲)、《扑蝴蝶》(丁善德曲)等。

3. 中英文儿歌

孕期,父母还可以为胎儿播放中英文儿歌。比如中文儿歌《拔萝卜》《我有一个好爸爸》《数鸭子》《上学歌》《小毛驴》《两只老虎》《雪绒花》《小兔子乖乖》等;英文儿歌《ABCsong》《Good Moring》《Twinkle Twinkle little-Star》等。

4. 大自然的声音

孕期女性还可以聆听河流、山间溪水潺潺的流动声、呼呼的风声、悦耳的鸟叫声。如由专业团队录制的《森林狂想曲之水经》《森林狂想曲之晨经》《森林狂想曲之雨林》《森林狂想曲之树蛙之歌》《森林狂想曲之野鸟情歌》《山鹰之歌》《野鸟情歌》《云雀》等。也可以到宁静的野外聆听林间田野的鸟叫或溪水流动之声。

5. 父母的歌声

爸爸妈妈的歌声是最好的胎教音乐。怀孕期间,父母还可以自己唱歌给胎儿听。比如为胎儿轻哼儿歌或摇篮曲,这些带有温暖感情的歌声对胎儿大脑发育来说是一种非常良好的刺激,为胎儿提供重要的记忆印象,不仅有助于胎儿的体格生长,也能较好地促进其大脑和智力的健康发育。总之,父母的歌声是胎儿与父母之间建立情感的最好媒介。

(四) 音乐胎教时的注意事项

播放胎教音乐时,应注意选择适宜的音乐,另外还要注意播放的时间和次数适量,播放音量适度,以及播放器的距离科学合理。

1. 选择合适的胎教音乐

胎教音乐必须经过专业选择和设计,孕妇应选听一些节奏柔和舒缓且积极向上的轻音乐,而且音乐的频率、节奏、力度和声音分贝也应在适宜的范围内,节奏尽可能与孕妇子宫内的胎音合拍、共振,那些音域过高、过于嘈杂及节奏太快的音乐不能听。孕妇聆听时,一方面可以边听边随着音乐拍击腹部来刺激胎儿触觉和听觉发育,另一方面还可以在用心感受优美的旋律的同时,展开丰富的想象(图5-2-3)。

2. 播放时间和次数适宜

孕期,女性每天播放音乐的次数不宜过多,每天1~2次;每次播放的时间不宜过长,每次不超过20分钟。孕妇从怀孕第30周开始,可以为胎儿播放胎教音乐,每天晚上8~10点为宜,播放的音量要适当,音强在60~65分贝。[1]

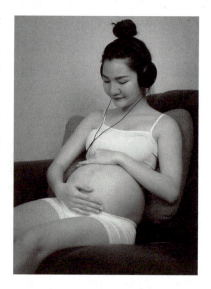

图5-2-3 音乐胎教

3. 播放器及其距离适当

播放器可以是音响、手机、录音机或胎教传声器,播放器最好距离孕妇1.5~2米。现实生活中,采用传声器播放胎教音乐的效果最好。有实践证明,声音由空气传入子宫内,音乐中的高频成分有较多衰减,会使音乐的层次感和明亮感降低,影响胎教效果。若用传声器放在孕妇腹壁上将音乐传入子宫内,那么音乐的各频率成分可均无衰减,听起来层次清晰。说话声音也是如此,若用传声器传给胎儿,那么胎儿听到的语言清晰。而说话声若由空气传入子宫,胎儿听起来含混不清,类似隔壁邻居说话一般。因此,在播放音乐时,最好使用胎教传声器,并将其放在孕妇腹壁进行播放。胎教传声器可以调节音量、音频,更适合音乐胎教,但要按照说明书使用。[2] 孕妇若选用传声器为胎儿播放音乐,最好选用经过专家严谨的科学设计与规范,且能做到以低、中频声波为主,其声压比高频成分大20分贝以上,并经过多例胎儿在B超检查下听音乐时的反复观察与记录,并证实对胎儿绝无危害的音乐。[3]

五、美术胎教

美术胎教是指孕妇注重美感熏陶,通过创作或欣赏美术作品以达到追求美、把握美和创造美的能力,孕妇在此过程中获得美的享受,同时腹中的胎儿也在一定程度上得到熏陶。

(一)美术胎教的依据

心理学家认为胎儿具有思维、感觉、意识等能力。在整个怀孕期间,心情的调节是孕妇和胎儿健康发育的重要影响因素。美好的联想使孕妇产生美好的感受,这种信息通过母体传给胎儿,并对胎儿产生一定程度的影响。有研究指出:胎儿发育到第5个月时,是其大脑和情感同时

---

[1] 刘巍巍.胎教的意义和方法[J].慢性病学杂志,2010,12(4):330331.
[2] 祝艳.手把手教你做音乐胎教[J].大众健康,2021,(07):8687.
[3] 刘泽伦.胎儿大脑促进方案[M].上海:第二军医大学出版社,2008.

迅速发育的重要时期,[1]从这时候开始孕妇可以尝试接触并感受以及描述和欣赏美好事物,也可以绘画或制作各种艺术作品,这种胎教方式可以延续到胎儿出生为止。随着胎儿大脑和情感的持续发育,胎儿在9个月大时,其身体各个器官都较为成熟,可以表现出会哭、会笑等表情,这是胎儿心灵和情绪成长的证据。这时胎儿的内脏及掌控各器官的神经也相当发达,视觉等感觉与脑干紧紧相连,与大脑皮质之间关系已经建立,大脑的脑干技能也相当发达。[2] 孕妇持续创作艺术作如绘制婴幼儿喜爱的简笔画、山水画或孩子戏耍的画面,以及欣赏经典绘画及雕塑、泥塑等艺术作品,有助于刺激胎儿的大脑神经系统。

(二) 美术胎教的方法

美术胎教的方法有很多,既可以欣赏美好作品,也可以采取绘画或制作雕塑作品,以及感知色彩等方法。孕期女性可以根据自己的实际情况,交替选择适合自己的胎教方法。

1. 感受美好事物

从美育学的角度来看,孕妇应更多地接触真、善、美的东西,避免接触假、恶、丑的事物。孕妇要重视"外象内感",是指外界的气候、环境、人、事、物等,都能引起孕妇"内感",即对孕妇的情绪、情感等心理活动和精神状态起或好或坏的影响。比如孕妇经常到山清水秀、空气清新、风景优美或草长莺飞、虫鸣鸟叫的自然环境中散步或度假,感受大自然的美与生命力,认识自然环境是产生真、善、美生命状态的源泉,从而达到改善胎内外环境、促进胎儿更好发育的目的。[3] 因而,孕妇应接受美的事物、美的信息的熏陶和影响,以便能直接或间接地给予胎儿美的事物。与此相反的是,孕妇最好不要去荒山野地游玩,不要面对惊心动魄的狂风暴雨,不要看暴力血腥的影视和文学作品,不要和外貌凶相、品质恶劣的人接触,不要随便玩弄狰狞丑恶的动物,不要关注社会上车祸、凶杀等恶性事件等。

2. 欣赏美术作品

欣赏美术作品是指怀孕期间,孕妇欣赏经典美术作品,在理解美术作品的基础上,用心去体会作品中表现出来的美,从而达到引起孕妇与胎儿情感上共鸣的目的。比如,孕妇若喜欢雕塑或泥塑,则可以欣赏雕塑或泥塑作品,若喜欢绘画的则可以欣赏经典绘画作品,如《蒙娜丽莎》《吹短笛的男孩》《小淘气》等经典名画作品。总之,孕妇应根据自己喜好来选择美术作品。

3. 色彩感知法

孕妇在临近产前尤其要调整好自己的情绪,千万不要让自己终日处于惶恐不安之中,否则会导致母体内部激素的变化,从而刺激即将出生的胎儿,影响正常分娩。这时就需要孕妇努力保持自然的心态,而色彩感知法是其缓解焦虑、紧张情绪的较好方法。这种方法是指孕妇用画笔蘸大量的颜料在纸上,然后随意涂抹颜色,或是描绘各种色彩组合的抽象画面,这种活动能缓解孕妇的疲劳感。孕妇进行色彩感知法,可以通过色彩感知来影响胎儿的情绪,不仅如此,孕妇还可以利用环境色彩的变化来调节自己的情绪,比如一些情绪比较急躁且容易波动的孕妇,应多接触一些色彩,这有助于腹中胎儿的健康成长。调色法也是一种很好的胎教法,比如孕妇自己将黄色颜料拿出来,然后加上其他色彩,将其调成其淡橙色或淡绿色,而这些简洁、温柔以及

---

[1] 董爱霞.胎教实施策略的个案研究[D].长春:东北师范大学,2012.
[2] 党睿.胎儿发育与胎教[M].哈尔滨:黑龙江科学技术出版社,2005.
[3] 姚全兴.胎教:美育开启人生之门[J].美育学刊,2012,3(03):80-86.

清淡的颜色更适合处于纷繁复杂工作环境的孕妇。这种胎教方法也比较简单,只需要画笔和调色板,孕妇在生活中可以根据自己的心情和喜好来调制不同色彩的颜色。

六、运动胎教

运动胎教是指孕妇适时、适当地进行体育锻炼和帮助胎儿活动,以促进胎儿大脑及肌肉的健康发育。有研究表明,胎儿在4个月至5个月,不仅对外界的声音刺激产生反应,对视觉和触觉也有反应。怀孕4个月时,胎儿就已经能在羊水中活动了,孕妇可以在这时进行运动胎教孕期运动胎教的内容有散步、瑜伽、盘腿坐、腹式呼吸法、游泳、抚摸,以及孕妇体操如足尖运动、踝关节运动、搓脚心运动、骨盆韧带运动、盆底肌肉运动、手指健脑操、膝胸卧位等。但在运动前,应咨询专业人士,并在专业人士的指导下运动。孕妇每次的运动量要适宜,不宜过于剧烈。

(一) 抚摸胎教

抚摸胎教是父母与胎儿之间最早的触觉交流,通过父亲或母亲抚摸孕妇腹部外壁,使腹中的胎儿感到父母的存在并做出反应(图5-2-4)。

1. 抚摸胎教的措施

孕妇可以用手指轻轻按压胎儿,与胎儿一起玩耍或轻轻推动胎儿,让胎儿在腹中"散步",或进行"体操锻炼"。不同的月龄,抚摸胎教法不同。

(1) 怀孕12周后的抚摸胎教法。孕妇仰卧,全身放松,先用手在腹部抚摸,然后用手指轻按腹部的不同

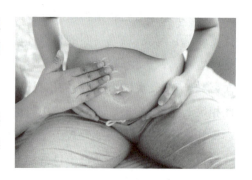

图5-2-4 抚摸胎教

部位,用手从上至下、从左至右,来回抚摸。注意抚摸时的动作要轻柔,时间不宜过长,同时观察胎儿的反应。开始时动作轻柔,每次5分钟,待胎儿几周后有些反应,可以轻轻拍打或按压腹部。夫妻在实施抚胎教时,可以告诉胎儿正在采用的方法,还可以配上轻柔的音乐或对话,这样的效果更好。

(2) 怀孕4个月的抚摸胎教法。这个阶段父母可以在抚摸的基础上轻轻触压拍打腹部。孕妇平卧,放松腹部,先在腹部从上至下、从左至右来回抚摸,然后用手指轻轻按压后抬起,最后做一些轻轻的拍打动作,以刺激胎儿的触觉。这种方法通常坚持几周之后,就会感到胎儿明显的回应如身体蠕动、手脚转动、改变姿势、踢腿或向后推等。

(3) 怀孕5个月后的抚摸胎教法。这时父母可以采取亲子游戏法。孕妇先用手在腹部从上至下、从左至右轻轻有节奏地抚摸和拍打,当胎儿有回应时,则可在胎儿回应的部位轻拍两下,当胎儿再次回应时,父母可以改变抚摸拍打的位置,胎儿也会在这个位置回应。这种游戏最好在睡觉前,时间通常不超过10分钟。

(4) 怀孕6~7个月的抚摸胎教法。这时父母可以采取推动散步法。孕妇平躺在床上,全身放松,轻轻地来回抚摸、按压、拍打腹部,也可用手轻轻地推动胎儿,让胎儿在宫内"散散步、做做操"。不过这种方法,需要在医生的指导下进行,以免造成早产等不良后果。

(5) 怀孕7个月的抚摸胎教法。孕期第7个月,往往是胎动较频繁的时期,这时父亲可以

多和胎儿做互动游戏,这种互动游戏既能让胎儿在潜意识里感知到爸爸对他的关注,也能增进父子之间的感情,并刺激胎儿运动的积极性和动作灵活性。①

2. 抚摸胎教的益处

孕妇每天在腹壁上用手轻轻敲击或抚摸、触动胎儿的身体,有助于被触摸部位的感觉神经末梢产生电脉冲,电脉冲随后向脊髓传递,再经脊髓向上传入大脑皮层的躯体感觉中枢,促进胎儿的体感神经和中枢神经元发育,有利于胎儿体格和感觉中枢的发展和成熟。抚摸胎教能较好地锻炼胎儿皮肤的触觉,促进其大脑细胞的发育和智力发展;抚摸胎教还能激发起胎儿活动的积极性,促进其运动神经的发育;抚摸胎教不仅能使孕妇放松其紧张的心理,而且还能增强胎儿与父母之间的感情。

 小知识

胎儿的触觉反应

胎儿对触觉的刺激反应比较灵敏。医学专家曾对人工流产的胎儿研究发现,2个月的胎儿即可对细发尖的刺激产生反应。胎儿4～5个月时,触及他的上唇或舌头,其嘴部就会开合,好像吮啜的样子。医生用胎儿镜监测,还发现若用一根小棍触碰胎儿的手心,他的手会握紧手指;触碰其足底,他的脚趾可动,膝和髋还可屈曲。②

3. 抚摸胎教时的注意事项

在实施抚摸胎教时,室内环境舒适、空气新鲜、温度适宜。抚摸之前,孕妇应排空小便。此外,还应保持稳定、轻松、愉快、平和的心态。在抚摸时,父母最好一边抚摸一边与胎儿说话,让胎儿熟悉父母的声音,增进胎儿与父母之间的感情,也可以播放一些舒缓的音乐。不过,孕早期、临近预产期以及有不规则子宫收缩、腹痛、先兆流产或先兆早产症状,有过不良产史,如流产、早产、产前出血者都不宜进行抚摸胎教,以免发生意外。③

抚摸胎教也应讲究规律,可以每天2次且时间相对固定。抚摸胎儿的时长,比较理想的是在胎动频繁的时候,5～10分钟即可;抚摸时动作要轻柔自然,用力均匀适当,切忌使用猛力;父母还要随时注意胎儿的反应,若胎动过于明显则停止或调整抚摸方式。

(二) 孕期散步

妊娠后期,由于孕妇身体笨重,散步是最佳的运动胎教方式。孕期散步通常不受场地限制,散步既可以在家里实施,也可以在风景优美的户外进行。

1. 散步的地点

孕妇可以在空气清新、风景优美的公园、树林、草坪、干净的水塘或湖泊边散步。孕妇可以选择早晚各散步一次,每月可以增加一段距离。

2. 散步的益处

孕妇散步的好处很多,散步是一种温和的运动,可以避免剧烈运动带来的风险;散步既可以

---

① 汉竹.爸爸的声音 最好的胎教[M].南京:江苏科学技术出版社,2016(01):179.
② 刘泽伦.胎儿大脑促进方案[M].上海:第二军医大学出版社,2008.
③ 汉竹.爸爸的声音 最好的胎教[M].南京:江苏科学技术出版社,2016(01):178.

消除大脑疲劳,也可以欣赏美景以放松心情,有利于孕妇及其胎儿的健康发育。孕妇散步时有丈夫等家人的陪伴更好:一方面,散步时夫妻俩可以把看到的事物描绘给胎儿听,另一方面也可以与丈夫等亲友谈心或聊天,借此增进夫妻或家人之间的感情。散步时孕妇也可以听音乐或有声胎教故事等以保持心情愉悦。①

3. 散步时的注意事项

孕妇不宜选择在马路或人群嘈杂拥挤的街上散步,这是因为川流不息的车辆排出的尾气含有二氧化氮,马路上轰鸣的马达声以及街上嘈杂的声音,都不利于胎儿及孕妇的健康。②

孕期旅游及其注意事项

(三) 孕妇体操

不同的体操,对孕妇的作用不同。有针对性地进行体操运动,有助于孕妇及胎儿正常发育以及顺利分娩。

1. 孕期体操类型

孕期体操有提肛运动、足部运动、盘腿坐运动、扭动骨盆运动和振动骨盆运动等。不同的运动可以锻炼不同的部位。

(1)提肛运动:增加会阴部位肌肉弹性。收缩会阴肌肉、肛门肌肉,5~10秒钟后放松。早、中、晚各做15~20次。(2)足部运动:活动足部,防止或减轻水肿。足部向上、向下,足指向上。早、中、晚各做3分钟。(3)盘腿坐运动:松弛腰关节,伸展骨盆肌肉。盘腿后两手下按膝部。早、中、晚各做3分钟。(4)扭动骨盆:加强骨盆关节和腰部肌肉的柔软度。膝盖并拢,左右翻倒。屈腿,向外翻倒,两腿轮换。早、晚各做5~10次。(5)振动骨盆:松弛骨盆和腰部关节,使产道口肌肉柔软。双手撑住趴在垫子上,低头的同时腰背部向上拱起。抬头,腰背伸直,重心向前移动。早、晚各做5~10次。③

2. 孕期体操的益处

孕期做体操,可以松弛腰部和骨盆肌肉以及灵活关节,为顺利分娩做好准备。孕期体操可以在怀孕3个月后开始,做操前应排空大小便。这项运动宜坚持每天做,运动量适宜。

3. 不宜做体操的孕妇

若孕妇有先兆流产、早产史、双胎、羊水过多、前置胎盘或有严重内科合并症者,则不宜实施体操。

(四) 孕期水中运动

怀孕期间,孕妇也可以适当游泳,但应咨询专业人士后进行。孕期游泳应在怀孕4~7个月期间进行,太早或太迟都不好。除了孕期游泳,还可以进行水中健美操。

1. 游泳与水中健美操的方式

孕期游泳,可以选择仰泳,游泳期间孕妇在水中漂浮、轻轻打水也是不错的锻炼方式。孕妇也可以尝试水中健美操,站在齐腰或齐胸1~1.4米的水中,伴随着音乐的不同节奏,扭动身体或在水中做慢跑、轻跳、慢走等动作,通过水的阻力来锻炼身体的力量和耐力。

---

① 冯小鹿. 孕妇散步益身心[J]. 农村百事通,2006,(18):61.
② 孕妇如何选择散步环境[J]. 乡村科技,2013(10):46.
③ 孕妇体操[J]. 健康世界,2001(01):29.

2. 游泳与水中健美操的益处

(1)孕妇游泳时,既能借助水的浮力减少盆腔充血压力,达到水中按摩的作用,还能较好调节孕妇血糖值,避免关节摩擦及损伤,以及消除肢体肿胀与静脉曲张等。(2)孕期游泳还能增加肺活量,锻炼腰部腿部力量,可以有效地消耗体内过多的热量,预防妊娠高血压、便秘。(3)孕妇游泳时,其体位在水中不断地变化有利于纠正胎位,有助于顺产且缩短产程;游泳还能够提升胎盘机能,较好地防止胎儿缺氧,有利于胎儿内脏器官的生长发育。(4)孕期游泳有助于孕妇调节情绪,减轻不良的妊娠反应或头疼等症状,有助于孕妇产后体形的恢复以及胎儿神经系统的正常发育。①

孕期水中健美操的益处:(1)降低妊娠期风险且对分娩有益。(2)对孕妇骨骼肌力量、血液循环、心肌力量、呼吸能力都可能产生积极的作用。

3. 游泳与水中健美操时的注意事项

孕期游泳的注意事项:(1)怀孕前四个月或曾经患有流产、早产以及阴道出血、腹部疼痛、癫痫,或患有妊娠高血压、耳鼻喉疾病、心脏病,以及经医生检查不宜游泳的孕妇,都不能实施游泳胎教。②(2)应选择人少、干净的泳池。(3)游泳前应做好热身运动并戴好泳镜。(4)游泳期间应远离他人以避免踢伤胎儿。(5)孕期游泳应按照循序渐进、因人因时制宜的原则。(6)每周游泳次数不少于两次,两次之间的间隔时间不宜太长,游泳时间以 1 小时为宜,通常可以在上午 10~12 点进行。(7)室温和水的温度最好高于 30℃,避免游泳时患感冒。(8)游泳时动作温和稳健,进入游泳池时应从泳池的台阶慢慢进入水中。(9)孕期第 9~10 个月,不宜采用蛙泳。③

孕期水中健美操的注意事项:(1)泳池应达到相关标准,如水温、水质、场地的防滑措施等。(2)并非所有孕期都适合水中健美操,该运动只适宜怀孕 20~30 周的孕妇,这是因为此阶段胎儿发育稳定且孕妇身体也不太笨重。(3)孕妇进行水中健美操,要严格控制与监测其开始和持续的时间、运动频率、运动强度及安全保护措施。④

(五)孕期瑜伽

孕期练习瑜伽是很好的运动,对孕妇和胎儿都有好处(图 5-2-5)。不过,孕期要选择合适的瑜伽,同时还要了解练瑜伽时的注意事项。

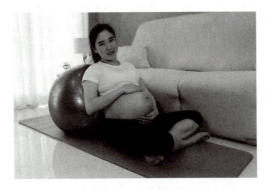

图 5-2-5 瑜伽胎教

---

①③ 赵宝椿,吴终惠.孕妇游泳 并非禁区[J].游泳,2000,(02):34.

② 周先讲.孕妇游泳益处多[J].游泳,2001,(03):17.

④ 赵芳芳,王勇.孕期进行水中健美操的可行性分析[C]//中国体育科学学会体能训练分会,全国学校体育联盟(游泳项目).第三届国际水中运动论坛论文摘要汇编-书面交流,聊城大学体育学院,2021:(12):243-245.

1. 瑜伽练习的益处

怀孕的女性,可以选择适合自己的瑜伽。孕妇做瑜伽有很多好处,比如能提升孕妇的身体素养、提升胎盘供血量、确保胎儿获得充足的养分和氧气;同时能缓解孕妇的紧张情绪,促进血液循环,调整呼吸、改善睡眠和心情。总之,孕期做瑜伽有利于母胎健康。①

2. 适合孕期的瑜伽

孕妇可以选择体式法瑜伽、呼吸法瑜伽或冥想法瑜伽。其中体式法瑜伽是指孕妇通过伸展、扭转身体,舒展肢体,以增强肌肉力量,促进血液循环与消除水肿,提高孕妇及胎儿的健康水平的瑜伽。呼吸法瑜伽是指孕妇有意识地主动呼吸,有意识地调节呼吸节奏和深度,从而使肺部有节律地收缩,增进氧气和二氧化碳的交换,缓解孕期呼吸困难等症状。冥想法瑜伽是一种通过专注和静心来达到身心和谐的方法。这种方法有助于孕妇的血氧饱和度升高,缓解或消除焦虑等不良情绪。②

3. 练习瑜伽时的注意事项

孕妇开展瑜伽练习,通常可以在孕期3~7个月进行,且每次时间不宜过长。孕妇在饥饿或太饱的状态都不宜练习。练习过程中若出现身体不适,应在原地休息或求助医护人员。

特殊情况时的瑜伽练习

七、情绪胎教

情绪胎教法是指通过对孕妇的情绪进行调节,使之忘掉烦恼和忧虑,创造清新的氛围及和谐的心境的方法。良好的情绪通过孕妇的神经递质作用,促使胎儿的大脑得以良好的发育。孕期母体与胎儿既有血脉相连的关系,也有心灵、情感相通的关系。母体与胎儿之间随时存在着传递生理、行为和情感的信息。因此,怀孕期间的女性应该努力用各种方式调节自己的心情,创造有利于胎儿健康成长的良好环境。

(一) 情绪胎教的原因

怀孕期间的女性容易出现烦躁、担心、恐惧等消极情绪,这些不良情绪又会影响母体内分泌的变化,进而影响胎儿的正常发育。临床医学实验证明,母亲的情感活动和胎儿感觉器官的功能关系密切。母亲的喜怒哀乐,通过神经递质的变化会影响胎儿的心理机制。孕妇不能激动、烦躁、忧郁、悲伤、苦闷、愤怒、紧张、恐惧、焦虑和心理压力大,否则体内会分泌出带有毒素的物质,直接危害胎儿,可能导致胎儿脑血管收缩甚至分娩畸形儿,或出现大脑供血量减少,影响中枢神经系统发育。③ 此外,一旦是有计划的怀孕,孕妇不能因为孕期反应难受而萌发去打掉孩子的念头,因为这样的想法也会传递给胎儿,给胎儿的健康发育带来消极影响。

母亲情绪对胎儿的影响

(二) 情绪胎教的意义

怀孕期间的女性,保持良好的情绪,拥有稳定的情绪是孕期最好的养生,也是最好的胎教。孕妇的精神和情绪状态,会影响胎儿的血液供养、胎儿的心率、胎儿的呼吸、胎动等许多方面。因而孕妇应始终维持平和稳定的心态和轻松而愉快的精神状态。

---

① 陈华. 女性孕期运动与护理策略研究[J]. 实用妇科内分泌电子杂志,2022,9(20):36.
② 彭松英,蔡森帆. 关注孕期女性运动,助力健康中国建设[J]. 当代体育科技,2023,13(33):108-110.
③ 姚全兴. 胎教:美育开启人生之门[J]. 美育学刊,2012,3(03):80-86.

(三）缓解情绪的措施

第一，孕妇有烦恼，可以通过看电影、电视、小说或聆听欢快的音乐、唱歌等，来转移自己的不良情绪。也可以通过为宝宝做布偶玩具、绘画、刺绣、阅读、插花、种植蔬菜或花草等来保持情绪稳定。比如用毛巾为婴儿做小鱼、海星以及色彩鲜艳的珊瑚等质地柔软、色彩温和的小动物手偶（图5-2-6至图5-2-8），或者插花、制作盆景等，母亲在这些活动的过程中倾入了全部爱心，胎儿自然也能感受到来自母亲的爱。为了胎儿身心健康发展，孕妇在生活中要学会调节自己的情绪。

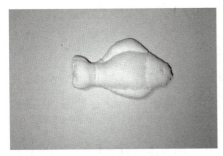
图5-2-6 小鱼儿
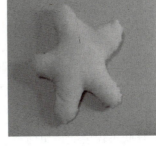
图5-2-7 海星
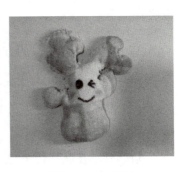
图5-2-8 珊瑚

第二，怀孕期间，孕妇应让自己心胸豁达，凡事从胎儿的生长发育去考虑，不计较生活和工作中的得失，忘记令人不开心或不愉快的事情。若遇到令自己心情不愉快的事情时，孕妇可以用舒服的姿势躺下，闭上双目，然后调整自己的呼吸，放松自己全身。孕妇还可以经常外出到风景优美、空气清新的地方散步以调节烦躁不安的情绪，有助于胎儿的健康发育。

第三，家人之间还要创造一个和谐温馨的情感氛围。怀孕后的女性会出现一些孕期反应以及行动上的不便，常常使其容易烦躁不安，性情变得古怪，如爱发脾气，易喜易怒，这些不良的情绪容易引起胎儿的情绪波动。作为丈夫，应经常关心体贴怀孕的妻子，既要从饮食起居照顾妻子，还要细心留意妻子的情绪，宽容地对待孕期的妻子，不与妻子争吵，鼓励妻子正确对待孕期的各种不良反应。不仅如此，夫妻还应对未出世的胎儿充满希望，用积极的心理暗示来面对胎儿的出生。此外，其他亲人也应对孕妇关心照顾，家庭成员之间友好相处，关心陪伴孕妇，让孕妇始终保持积极乐观向上的心态，憧憬美好未来，使其沉浸在无限的幸福之中。这样能给胎儿以良性刺激。

第四，胎儿在成长过程中，孕妇还可以实行形象意念胎教法，平时对胎儿多说些鼓励的话语，想象美好的事情或人物，让孩子在胎儿期就能感受到积极思维的模式。此外，怀孕期间还可以想象或描绘胎儿的容貌，并用温柔的话语传递给腹中的胎儿，让胎儿感受到母亲的爱与期待。

总之，在女性孕育胎儿的过程中，胎儿的性格、气质等已经开始萌芽，对于各种情感态度也有一定的感知。在妈妈子宫这个"城堡"里，孕妇的各种情绪，甚至细微的变化胎儿都会有一定的感觉，并出现各种反应。孕妇应每天都心情愉悦，其丈夫也应积极配合，可以做到以下四点：①丈夫应当是妻子坚强的后盾。②安排好丰富的业余生活。③处事要风趣幽默。④陪伴妻子一起进行胎教。总之，丈夫应努力为怀孕的妻子营造一个互爱、互敬、互谅、互让、互勉和谐的家庭氛围。

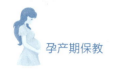

八、穿衣美容胎教

孕期的女性,也应注意自己的着装,保持良好的仪表,这对自己和胎儿都是有益处的。

(一)穿衣美容胎教的益处

胎教贯穿于整个孕期始终,当然也包含孕妇生活本身。美丽是每一位女性所追求的,娇好的容颜、靓丽的穿着,也会给孕妇带来许多欢乐。因此,在怀孕期间,孕妇可以采取穿衣美容胎教法。

(二)穿衣美容胎教的方法

首先,穿衣美容胎教法是指孕妇自己的身体及衣着整洁。孕妇可以定期用淋浴洗澡,洗的时候动作轻柔且注意身体平衡,千万不要跌倒。孕妇洗澡后能够达到身心舒畅、食欲大增、夜间安睡的效果。

其次,保养皮肤。怀孕初期,皮肤不仅会变得粗糙敏感,还会因为体内激素分泌失调导致皮脂腺分泌增加,面部长出脓包、粉刺等小疙瘩,这时最好不要抹药或者使用化妆品,应保持清淡饮食,不要让脸在阳光下暴晒,在外出活动时戴上一顶大檐帽子。

再次,根据自己的兴趣做面部美容操。比如,按摩脸庞肌肉。可以用双手掌心按住太阳穴3~5秒钟,并用同样的方法按压上颚骨和下颚骨之间的肌肉。按压时需要微微张开嘴巴,再用双手指尖按压耳根到下巴之间的部位。这样的按摩方式有助于促进血液循环,让面庞皮肤红润有弹性。

最后,根据不同季节选择不同的孕妇装。孕期的女性尽量选择柔和、健康明朗色系的衣物,如纯色,有条纹或碎花等图案,且能充分表现孕期女性健康、自豪、幸福和美丽的服装。孕妇装的花色繁多,购买时应讲究实用,以方便穿脱的为好,而且最好生完孩子后稍微修改还能穿。怀孕中期身体日渐肿胀,这时穿太短、颜色灰暗、皱褶明显的衣料都不适宜。夏季可以穿短袖或者无袖的衣服,若穿裙子或裤子,则裙子不宜过长或过短,应长度适宜。

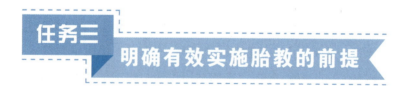

任务三 明确有效实施胎教的前提

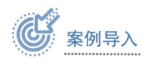

案例导入

实施胎教时,应讲究方法。否则,适得其反。比如有位孕妇在孕期工作繁忙,但又不愿意放弃胎教的机会,所以每日有空时便将胎教器放在腹部,有时她睡着了而胎教器仍然播放着。

请思考:以上案例中实施的胎教,其方法是否科学?为什么?

模块五　胎教的具体措施

怀孕期间，夫妻应根据胎儿不同时期发育的特点及其规律，灵活多样地实施科学的胎教，这才是有效的胎教方法。

一、采取灵活多样的胎教方法

首先，怀孕早期即怀孕前三个月，是受精卵不断分裂、生长的时期，也是胎儿所有主要的机体结构开始形成时期，此时不能实施任何胎教。怀孕初期孕妇最应该做的事就是好好休息、注意饮食。

其次，怀孕中期的第四个月，胎儿的眼、耳、鼻已逐渐形成，胎盘发育成熟，母亲与胎儿连成一体，这时可以实施对话胎教法；第五个月，胎儿的头脑和情感迅速发育，亲切详细具体的描述和说明是比较好的语言胎教法。这时孕妇可以实施运动胎教、环境胎教和美术胎教法。孕妇每天应坚持外出散步，有助于胎儿大脑中神经递质的生成。怀孕第六个月，胎儿听觉逐渐发达，可以分辨妈妈及周围的声音，这时可以实施音乐胎教和阅读胎教法。

最后，怀孕后期的第七个月，外界的声音、气味和光线的刺激，都能引起胎儿的反应。此时可以实施绘画、音乐和运动胎教法；第八个月，胎儿大脑神经细胞加速增长，这时可实施抚摸和美术胎教；第九个月时的胎儿生长速度减缓，胎儿身体脂肪比较丰富，这时可以实施语言、音乐和抚摸胎教。

二、建立专门的胎教机构

我国学者的调查研究结果显示，孕妇对胎教益处的认知方面还有待提高，大多数孕妇对于胎教的益处、什么时候开始实施胎教以及如何正确地实施胎教，存在较多的困惑，这些都需要专业人士的指导。因此，应建立专门的胎教机构并配备专业的胎教人员，正确指导孕妇实行科学的胎教，提高她们对胎教益处的认知，帮助她们走出胎教误区；为孕妇搭建实施胎教的信息交流平台或咨询平台，方便孕妇随时查阅相关信息资料或进行专业咨询，让她们选择适合自己的正确而科学的胎教方法。

模块小结

胎教是指对孕妇及其胎儿进行相应的刺激，以促进母体和胎儿身心健康发展的方法。胎教涉及教育学、心理学等多门学科。胎教有一定的科学依据，实施胎教后出生的孩子，在各方面都表现出较好的发展，比如语言、社会性和运动协调性等方面。胎教的方法很多，比如饮食胎教法、环境胎教法、语言胎教法、音乐胎教法、情绪胎教法、运动胎教法、穿衣美容胎教法等。孕期实施胎教时，应讲究科学合理和适宜，不能过度。为了让胎教方法有效，需要将不同的胎教方法综合运用，同时在专业人士的指导下进行。

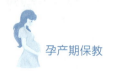

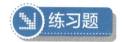

一、选择题

1. 通过有计划的、富有感情的语言进行胎教的方法是（　　）。
   A. 音乐胎教　　　　　　　　　　B. 语言胎教
   C. 抚摸胎教　　　　　　　　　　D. 运动胎教

2. 运动胎教的好处是孩子未来（　　）。
   A. 说话较早　　　　　　　　　　B. 记忆力较好
   C. 情商高　　　　　　　　　　　D. 肢体协调性好

3. 音乐胎教中音响的强度是（　　）分贝为宜。
   A. 65～70　　　B. 50～60　　　C. <30　　　D. >70

4. 音乐胎教中每次播放音乐时间多少为宜？（　　）
   A. 1分钟　　　　　　　　　　　B. 5分钟
   C. 20分钟　　　　　　　　　　 D. 时间越长越好

5. 抚摸胎教的顺序为（　　）。
   A. 从下到上　　　　　　　　　　B. 轻轻地来回抚摸
   C. 随意抚摸　　　　　　　　　　D. 从右到左

二、判断题

1. 我国早在商周时期，就有孕妇实施胎教的记载。（　　）
2. 影响胎儿成长的内部环境主要是指子宫内环境和母体身体状况。（　　）
3. 体外环境主要是指孕妇所处的家庭环境和工作环境。（　　）
4. 孕妇可以长时间使用电脑。（　　）
5. 怀孕25周，胎儿的嗅觉和味觉系统发育良好。（　　）

三、简答题

1. 简述语言胎教时的注意事项。
2. 列举几类适合胎教的音乐。
3. 简述抚摸胎教的益处。
4. 简述孕期游泳的注意事项。

四、论述题

1. 如何培养孕期良好的饮食习惯？
2. 穿衣美容胎教的方法有哪些？

五、案例解析

请阅读以下三位孕妈的胎教，试归纳总结她们各自采取的胎教方法及需要改进的方面。

案例1：孕妈妈小刘的胎教方法

小刘夫妻俩是高中同学，上大学后开始长达10年的恋爱。两人都是研究生学历，其中小刘是会计专业的硕士研究生,目前在成都一所高校财务办公室工作,丈夫小阮是旅游管理专业的硕士研究生,目前是成都一家航空公司的飞行员。夫妻俩感情很好,结婚后第二年怀孕。怀孕前预约了孕前检查,但还没来得及去做,就怀上了。

夫妻俩很重视孩子的胎教,孕期主要采用了饮食胎教法和语言胎教法。夫妻俩有时也会对着孕妈妈肚子讲故事或对胎儿描述当天发生的事情。饮食上不吃螃蟹,其他都正常吃。小刘怀孕前期孕反严重,没怎么吃东西。后期以虾、牛排等高蛋白为主,但是整体怀孕期间胃口不好,喜欢吃披萨之类的食物。小刘在上下班开车时会与胎儿说话,其目的是尽可能让腹中的胎儿熟悉周边环境和母亲的声音。小刘每次实施胎教时间不算长,时间也不固定,主要还是看当天心情和身体疲惫程度。由于她的先生是飞行员,经常在外面出差而不在家,因而参与胎教时间很少也很短,但每次离开家和回到家,都会给肚子里面的胎儿打个招呼。小刘怀孕期间的作息时间和怀孕前没有太大的区别,也喜欢熬夜。

孕期夫妻俩为孩子买了包被、包单、衣服、沐浴露、洗澡盆、纱布、浴巾、口水巾、婴儿洗衣液、奶瓶清洗剂、奶粉、奶瓶、奶瓶刷、洗脸盆、婴儿棉柔巾、云柔巾、湿巾、隔尿垫、温奶器、恒温水壶、消毒柜、黑白卡、肚脐贴、护臀膏、碘伏等。孩子出生后,小刘去了月子中心,满月后主要自己照顾孩子,其母亲和婆婆辅助带娃。家里有婴儿床,但由于喂奶不方便,孩子满月后与母亲一起睡觉。目前小刘住在妈妈家,还没有考虑为孩子准备房间,等回成都自己家,待条件允许肯定会为孩子单独准备房间,以便更好地培养孩子的独立能力。

案例2:孕妈妈小张的胎教方法

小张本科专业是学前教育专业,硕士毕业于某师范大学学前教育专业,目前在某省城一所中等职业技术学校担任教师。她是工作后经别人介绍才找的对象,老公是退役军人,自由职业者,夫妻俩感情很好。怀孕前,夫妻俩在省妇幼生殖科做的全套体检,孕期也按时前往妇幼保健院做产检,并在妇产科医生的指导下补充一些营养剂。怀孕期间他们准备了一些生活用品,比如孩子的尿不湿和奶粉,以及生产时需要用的刀纸等用品。

小张说,她的胎教做得不太系统,主要集中在孕中期和晚期。她通过与胎儿对话、音乐播放、读书等方式进行胎教。在与胎儿对话方面,小刘选择每日早晚对胎儿的礼貌问候,在进餐时询问,或在散步时闲谈。聆听的胎教音乐主要是儿歌及音乐等,阅读的书籍主要有《我爸爸》《我妈妈》《我喜欢自己》《你看起来很好吃》等绘本。每天胎教的时间大概10~20分钟。小张老公也会给胎儿说说话,但没有陪同她播放并聆听音乐或读书。儿子出生后,一岁之前主要出现睡眠问题,即睡觉时间短,睡眠浅,哄睡困难。小张说,这估计与她孕期熬夜有关。因为怀孕期间正处于疫情,学校放假,她天天在家,经常玩手机到半夜。

小张为孩子准备了小床,但孩子出生后的最初一段时间里,一直肠胀气,不肯自己睡,于是就跟着父母睡大床。出生以后的早期教育做得比较少,主要在出生后的第一个月,第三个月,半岁以及一岁时去保健医院做儿童保健时,根据医生的一些建议,回家后对孩子进行针对性的训练,但不系统且没有坚持每天实施,不像平时去早教机构或托育机构那样系统化训练。

案例3:孕妈妈小毛的胎教方法

1990年出生小毛,研究生学历,心理学专业,目前在一所公办高校从事辅导员工作。怀孕之前,每年都会参加单位的定期体检,自己也会每年做妇科检查。夫妻俩曾自己前往医院检查

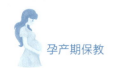

身体,备孕两年后怀孕。小毛怀孕之后的胎教是随意听书,如亲子类和教育类的书,没有听绘本或婴幼儿故事等。一般午睡和晚上前睡觉听,睡不着时听的时间比较长,有时要听一个小时,直到入睡后。因为她孕前也喜欢听书,所以习惯了听书这种方式。播放音乐方面,她会听轻音乐、粤语歌。听音乐的时间不是很固定。怀孕之后,饮食方面比孕前食欲强,每周没有固定的食谱,怀孕前小毛只有80多斤,医生也没有建议她适当增加体重再怀孕。小毛也会通过散步等方式实施胎教,通常在小区里或周边散步,先生有时也陪着。怀孕前三个月,因为身体轻微贫血,医生建议小毛服用叶酸并补充钙。她的作息时间,与怀孕前没有太大差别。精力比怀孕前好,估计是因为孕后食欲好。

怀孕后期小毛为孩子准备了小床、衣服,也报了月子中心,其中玩具、尿不湿、尿片由月子中心提供。没有准备黑白卡、绘本、洞洞书、拉拉书等。小毛说,她的胎教没有系统性和坚持性,除了每天坚持听书外,其余的胎教形式在工作不累或闲暇时才做。

模块六 新生儿照护

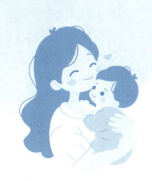

模块导读

新生儿是宝宝出生后的起始阶段。本模块主要介绍了新生儿照护常识,涉及很多领域,包括新生儿喂养、新生儿睡眠、新生儿洗澡、新生儿换尿布、新生儿脐部护理、新生儿运动、新生儿安全、新生儿常见疾病的预防与护理等知识和技能。学习者通过学习本模块内容,可以较好地照护新生儿或指导其他照护者护理新生儿。

学习目标

1. 理解新生儿照护的重要意义;掌握新生儿喂养、新生儿睡眠、新生儿洗澡、新生儿换尿布、新生儿脐部护理、新生儿运动、新生儿安全、新生儿常见疾病的预防与照护等基本知识和技能。

2. 能够将所学的知识和技能运用于新生儿的日常照护中,指导产妇及其家人科学照护新生儿。

3. 熟悉新生儿的生理发展特点,初步形成对生命的热爱和敬畏之情。

思政要点

《国务院办公厅关于促进3岁以下婴幼儿照护服务发展的指导意见》中指出,3岁以下婴幼儿的照护要安全健康,科学规范。该文件体现了政府按照儿童优先的原则,最大限度地保护婴幼儿,确保婴幼儿的安全和健康。作为托育相关专业的学生在照护新生儿时,既要保障其安全,又要掌握新生儿照护的相关措施。

内容结构

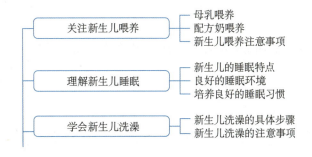

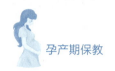

孕产期保教

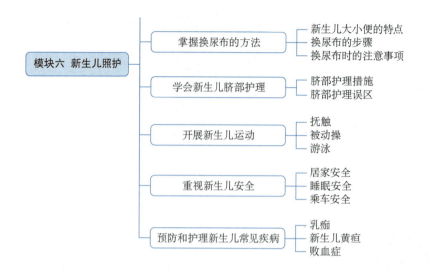

新生儿通常是指脐带扎结至出生后满28天的婴儿。新生儿期是人类生命周期中最脆弱和最关键的时期之一。此阶段新生儿的各器官系统还没有发育成熟，也不具备较强的免疫功能，体温调节功能较差，适应能力较差，发病率和死亡率较高。照护人员要科学合理和细心谨慎地照护新生儿，以预防各种疾病的发生，促进新生儿的生长发育，并增进亲子关系。[1]

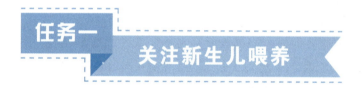

任务一 关注新生儿喂养

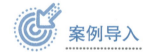 **案例导入**

小王是一位新手爸爸，看着刚刚出生的女儿朵朵小小的样子，就担心她吃不饱。小王听说配方奶营养全面，并且气味浓香，小王建议朵朵妈妈不要母乳喂养了，改成配方奶。

请思考：小王的建议合理吗？原因是什么？

新生儿喂养方式有母乳喂养、配方奶喂养和混合喂养。婴儿出生后最初6个月建议纯母乳喂养。

一、母乳喂养

新生儿优先提倡母乳喂养，因为母乳中含有丰富的抗体和营养元素，能够提高新生儿的免疫力。

---

[1] 谭茜.新生儿护理三大要点,准妈妈的你需要知道[J].保健文汇,2020(23):37.

(一)母乳的特点

母乳的营养丰富,是满足婴儿生理和心理发育的最好食物。因此产后应积极建议产妇实施母乳喂养。

脂肪和脂肪酸是构成母乳的主要宏量营养素之一,其中脂肪是母乳成分中变化最大的部分,其含量随泌乳期的变化而变化,在一天中的不同时段及足月儿和早产儿之间其含量也不同。

蛋白质和氨基酸是新生儿体格生长及大脑发育的关键营养成分,也是构成母乳的主要营养成分之一,目前发现母乳中的蛋白质成分已超过 2 500 多种,人乳中含有多种具有重要活性的生物蛋白质,可执行多种功能,如提供营养,有抗菌和免疫调节活性,促进营养物质的吸收等,母乳中的主要蛋白质是酪蛋白和乳清蛋白。

新生儿免疫系统不成熟,母乳中的乳清蛋白中包括乳铁蛋白、α-乳白蛋白、免疫球蛋白等物质,是调节新生儿免疫功能的关键因素,由于其独特的免疫特性,母乳被认为是目前足月儿及早产儿最理想的天然食物。不仅如此,母乳中的脂肪颗粒小,有利于新生儿消化,且不易出现腹泻情况;而且母乳中还含有能增强消化功能的双歧因子,有助于肠道功能的尽快建立。

母乳中的碳水化合物以乳糖为主,还含有游离的葡萄糖、半乳糖及众多的乳寡糖等成分。乳寡糖是天然的益生元,它可以耐受上消化道的酸性条件到达肠道,被肠道中的有益菌群分解利用,对维持新生儿肠道正常菌群有着重要作用,有助于新生儿抵抗外界感染,维持肠道健康。[①] 母乳中还有大量的维生素、免疫成分及一些微量元素,有助于孩子的健康成长以及抵御各种疾病。

(二)母乳喂养的优点

现代医学都积极提倡母乳喂养。母乳喂养不仅对新生儿和母亲有好处,对亲子关系也有益处。一是母乳中含有丰富的营养物质,有助于孩子消化,也可以增强孩子的免疫力和抵抗力,降低生病概率;母乳喂养为孩子提供身体所需的重要维生素和矿物质,这些物质更容易消化,也有助于避免感染以及降低婴儿猝死综合征的风险。二是母乳喂养可促进产妇子宫恢复,降低患癌和产后出血的症状,加快其身体康复速度与效果。三是母乳喂养可以增进亲子关系,方便安全且能降低喂养成本。

(三)母乳喂养的姿势与方法

母乳喂养不仅需要讲究正确的姿势,而且还需要讲究正确的方法。采取正确的母乳喂养姿势和方法,一方面有助于新生儿含住乳头,实现有效吸吮,同时还能减少对空气的吸入,从而促进新生儿的身体健康成长;另一方面有利于产妇减轻哺乳时带来的疼痛和不舒适感,提高哺乳效率。此外,还能增进母子之间的感情。

1. 母乳喂养的姿势

产妇根据自己身体状况、当时环境以及哺乳习惯,可以采取以下 4 种哺乳方式:摇篮式、交

---

① 孙芸,韩艳宾,蒋海燕,等.母乳成分分析[J].中国妇幼保健,2018,33(11):2638-2640.

叉环抱式、橄榄球式和侧卧式。

（1）摇篮式：这是最常用的哺乳姿势。方法为：母亲将婴儿抱在怀里，新生儿的脖子靠近母亲的肘弯部位，背部贴着母亲前臂，肚子贴着母亲的肚子，头和身体呈一直线。为防止母亲劳累，可以在她胳膊下垫枕头进行支撑。

（2）交叉环抱式：这种喂哺姿势可以让新生儿更容易吃到奶。方法为：新生儿的头枕在乳头对侧的母亲的手上，母亲用乳房对侧的胳膊抱住新生儿，用前臂托住新生儿身体，用手在新生儿的耳朵或更低的水平托住婴儿的头部、颈部和肩部，可用枕头托住新生儿的身体，母亲用乳房同侧的手托起乳房，方便新生儿含接。

（3）橄榄球式：这个姿势适合双胎、新生儿含接有困难，或者母亲乳腺管阻塞的情况。方法为：母亲将新生儿抱在身体一侧，胳膊肘弯曲，手掌伸开，托住新生儿的枕部、颈部、肩部。新生儿面对乳房，后背靠着母亲的前臂，母亲用下臂托起新生儿背部，可以在腿上放个垫子。开始喂哺后，便放松及将身体后倾。

（4）侧卧式：这种姿势适合分娩后第一天的母亲。方法为：母亲侧卧于床上，背后用枕头垫高上身。新生儿和母亲并行躺下，新生儿的脸朝向母亲，头枕在母亲下侧的臂弯上，嘴巴和母亲的乳头保持在同一水平线上。

2. 母乳喂养的基本方法

母乳喂养前，产妇需要向专业人士学习了解喂养的基本方法和步骤。具体包括喂养前、喂养中以及喂养结束时的步骤和方法。学习方式多种多样，比如观摩讨论、咨询请教、图片或视频示范等。

（1）喂养前。

产妇可以通过观摩图片、观看视频等资料，学习了解或咨询母乳喂养方式。在喂养前，应准备热水和毛巾，喂养前先把手洗净，然后用温热毛巾清洁乳房；若乳房过胀，则可以适当挤出部分乳汁密封并将其放在冰箱里加以保存，以免污染母乳。

（2）喂养中。

新生儿因饥饿而哭泣时，父母应及时回应并给予喂养，在喂养时应注意婴儿的体位和姿态，确保新生儿能够正确吸吮、吞咽以避免呕吐以及乳头疼痛和流奶不畅情况的发生。护理人员指导产妇在喂养中应注意正确的步骤。常见母乳喂养的步骤有以下三个：①产妇的前臂、手掌托住亲生儿，使其头部与身体成一直线，新生儿脸部面向乳房且贴近产妇，鼻尖对准乳头，产妇另一只手成C字形，用乳头刺激新生儿的口唇，使新生儿建立觅食反射，当新生儿将口张得足够大时，妈妈可以将乳头轻轻塞入宝宝的嘴里。②新生儿吸吮时，若衔乳方式错误，产妇应用手轻轻拨其下唇；若新生儿下颌紧贴乳房，则用手轻压乳房以确保其呼吸顺畅（图6-1-1）。③完成哺乳后，产妇可用一只手按压新生儿的下颌，将乳头从口中退出；随后挤出几滴乳汁涂抹在乳头上以防止乳头皲裂。

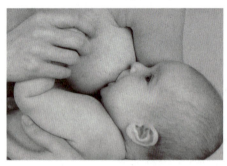

图6-1-1　正确的含乳姿势

（3）喂养结束时。

每次喂养后，产妇应将新生儿竖抱起来并为之拍嗝，具体方法是将新生儿竖抱靠在母亲肩部，一只手托住其腰部和臀部，另一只手以空心掌自下而上轻拍其背部，目的是防止肠胃气体堆积或溢奶,然后再以右侧卧位的姿势将其放在床上。①

二、配方奶喂养

有的产妇由于各种原因,不能母乳喂养,这时可以选择配方奶喂养。配方奶是无母乳或母乳不足新生儿较理想的替代食品。

(一)配方奶的选择

首先要注意选购优质奶粉,同时喂养前要把奶瓶、奶嘴、密封圈等彻底消毒清洗,并按照说明书的指导进行配制和喂养。配方奶喂养时,还应根据新生儿的消化和吸收状况,循序渐进地增加奶粉数量。② 与此同时,照护者还要密切关注新生儿的排便情况,确保排便正常;一旦发生异常,应及时处理。

(二)配方奶喂养方法

婴儿出生后的最初3个月,其喝奶的容量、间隔时间和次数视每个婴儿自身消化与吸收情况而定。一般婴儿每日每千克体重需要的配方奶粉约为20克,应按照配方奶粉包装上的说明进行冲调。比如,为刚出生时的新生儿喂养配方奶,每次最多能喝30~60毫升,每隔2小时喂1次,每天最多喂10~12次。出生半月后的新生儿,如消化正常,每次可以喂60~100毫升,每日喂养6~7次,每次间隔3~4小时。③ 配方奶喂养时,可以用小勺子、奶瓶或小杯子(图6-1-2至图6-1-4)。

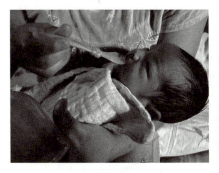
图6-1-2 勺子喂奶

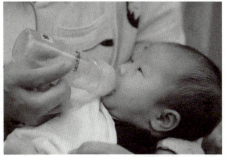
图6-1-3 奶瓶喂奶

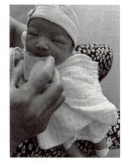
图6-1-4 小杯子喂奶

(三)母乳和配方奶混合喂养

1. 混合喂养的原因

由于母亲身体原因而使其乳汁分泌较少或减少,或宝宝进食量的增加而无法保证宝宝正常的乳汁摄入量,这时就需要添加一些配方奶,采取混合喂养的方式。混合喂养是指在明确母乳不足或宝宝食量增加的情况下,以其他乳类或代乳品来补充喂养宝宝的方法。混合喂

---

① 黄园园.多形式母乳喂养指导在初产妇产后护理中的应用[J].妇儿健康导刊,2023,2(22):164-166.
② 冯莉,张娟.新生儿家庭护理的要点和关键举措[J].家庭生活指南,2023,39(11):52-54.
③ 伊秀.配方奶喂养 怎样喂养[EB/OL].(2024-04-25)[2020-02-25].https://m.yxlady.com/jingyan/232321.shtml?360.

养虽然不如母乳喂养好,但在一定程度上能保证母亲的乳房维持乳汁的正常分泌以及宝宝的健康成长。

2. 混合喂养的方法

混合喂养时需要采取正确的方法。最常见的方法有补充混合喂养和替代混合喂养两种方法。不过新生儿期,通常采用补充混合喂养。该喂养方法是指在妈妈每次喂奶时,宝宝吸吮空两侧乳房的乳汁后仍然感到奶量不够,便添加配方奶。这样的喂养方式可以避免新生儿先吃了配方奶后不愿意吸吮母乳,进而因其减少对乳房刺激而导致母乳分泌减少。

3. 混合喂养的注意事项

(1) 尽量多吃母乳。混合喂养应充分利用有限的母乳,让新生儿尽量多吸入母乳,建议每天母乳喂养不少于3次,以保证对乳房的刺激而使其持续分泌乳汁。而且,母乳喂养的次数要均匀分开,且间隔时间不宜过长。

(2) 夜间最好喂母乳。这是因为夜间妈妈休息时,乳汁分泌量相对较多,而宝宝的需要量又相对减少。在这种情况下,母乳通常能满足新生儿的需要。

(3) 奶粉不要额外加糖。配方奶汁内不可加糖,否则会使婴儿感到母乳淡而无味,不愿吸母乳。

(4) 循序渐进使用奶瓶。选择混合喂养时,在最初的几周尽量不使用奶瓶,可以先用小勺喂奶,等母乳喂养稳定后再考虑。太早使用奶瓶容易使有些宝宝习惯奶瓶而不习惯乳头。

此外要注意,不能把母乳和配方奶混在一起喂养宝宝;宝宝不爱喝配方奶粉可以尝试更换奶嘴;宝宝不想吃时不要强迫;应注意配方奶及其奶具的清洁卫生。①

三、新生儿喂养注意事项

无论是母乳喂养,还是配方奶喂养,照护者都应及时观察并记录新生儿喂养后的状况、喂养次数、时间间隔、奶粉数量和排泄情况,以充分掌握新生儿的生活规律和生长发育情况。

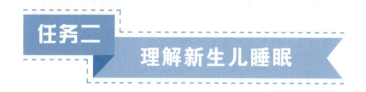

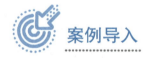

一对夫妻在孩子出生后,仍然延续以前晚睡的习惯,每天晚上都是12点以后才睡觉。结果,他们的孩子也喜欢晚睡,每天晚上10~12点尤其兴奋。这对夫妻知道孩子晚睡不利于身心健康成长,而且也采取了很多措施引导孩子早点睡觉,但都没有用。

---

① 彭文.母乳不够如何混合喂养[J].江苏卫生保健,2017(03):38.

请思考: 如何帮助案例中的孩子养成早睡早起的习惯？

睡眠是新生儿的基本生理需求。良好的睡眠对于促进婴儿的生长发育、增强机体免疫功能有重要的意义。婴儿的生长速度在睡眠状态下是清醒时的 3 倍。因此，自新生儿期，照护者就需要了解新生儿睡眠的特点，注意创设良好的睡眠环境，培养新生儿良好的睡眠习惯。

一、新生儿的睡眠特点

新生儿睡眠时间很长，日间除去吃奶、清洁卫生外均在睡眠，每天睡眠时间为 18～20 小时。新生儿的睡眠可以划分为三个阶段——安静睡眠相、活动睡眠相、不确定睡眠相。新生儿处于安静睡眠相时，眼睛闭合且呼吸均匀，面部肌肉完全放松，整个身体进入休息状态，这时的睡眠有助于新生儿身体发育与肌肉放松；新生儿处于活动睡眠相时，其眼睛多数时候为闭合状态，但偶尔会睁眼，同时伴有眼睑颤动、面部表情、身体活动等行为，这时是其神经系统发育的重要阶段。随着身体功能发育的日益完善，安静睡眠相随之增加，而活动睡眠相随之减少。[①]

二、良好的睡眠环境

照护者应为新生儿营造良好的睡眠环境。刚出生的正常新生儿，通常与母亲待在同一个房间，只不过睡觉时更多的是在婴儿床上。新生儿的睡眠环境应温馨、舒适、安全。应该为新生儿选择干净、向阳、通风、安静的房间，室内光线柔和，婴儿床稳固不翻倒且床的四周有栏杆保护，床上的被褥、垫背以及枕头等都应柔软舒适且符合新生儿使用的安全卫生标准，床上及周围栏杆没有任何绳索等物品，也可以提供襁褓式的睡眠床。新生儿睡觉时，不宜有说话声、开关门声、电子产品的铃声，睡眠期间不摇、不拍、不抱新生儿，也不可喂哺睡眠。只有这样，才能让孩子感到足够的安全而安稳入睡。

三、培养良好的睡眠习惯

大多数新生儿很难区分白天和黑夜，因此有时会出现令人沮丧的短暂睡眠，尤其是在夜间。照护者可以参照以下做法。

首先，新生儿的夜间睡眠环境应保持黑暗。父母应善于使用光线，比如白天家里保持明亮，多与孩子说话与玩耍。晚上调暗灯光，低声轻柔而平静地说话。孩子的房间最好选用一盏小巧而昏暗的小夜灯，因为白色或亮黄色的灯光往往会使孩子因受到刺激而感到清醒。

其次，按时就寝。每次到了睡眠时间，应尽快做好就寝前的准备工作，父母可以每天晚上做同样的事情来准备宝宝睡觉。如为宝宝洗舒服的温水浴，然后进行短暂的按摩，最后安静地哺乳。当宝宝感到困倦并可能自然入睡时，将其放在婴儿床上。也可以在就寝时播放一些舒缓的

[①] 梁静. 保护性睡眠护理对新生儿睡眠质量及疼痛程度的影响[J]. 世界睡眠医学杂志，2023，10(08)：1825-1827.

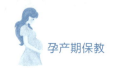

摇篮曲或轻柔的古典音乐,训练宝宝逐渐将特定的音乐与睡眠联系起来。

最后,家庭成员应了解新生儿的睡眠发展特点。虽然新生儿白天和夜晚几乎都在睡觉,但是随着月龄的增长,孩子白天睡眠的时长会越来越短。无论白天还是夜晚,新生儿应每2~4小时哺乳一次。孩子吃饱后,才能更好地入睡。因此,照护者应保持孩子睡眠环境的安静,避免噪声影响。

此外,新生儿由于消化系统不成熟,因而需要每隔几个小时哺乳一次,这会扰乱母亲正常的睡眠模式,建议宝宝睡觉时母亲也休息。产妇可以事先将母乳挤出来放入奶瓶中,让家人晚上喂养宝宝,这样母亲才能得到充分的休息,也能更好地分泌乳汁以满足宝宝生长发育的需求。

总之,有目的、有计划地协助新生儿养成良好的睡眠习惯,既有助他们更好地适应昼夜变化,减少热量消耗,保持体温;又能保证其体内激素的正常分泌,从而促进其健康地生长发育。

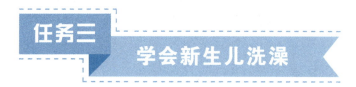

任务三 学会新生儿洗澡

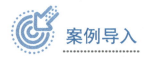

案例导入

一位父亲在家里的澡盆里给孩子洗澡。由于缺少护理新生儿的经验,他在给孩子洗澡前,没有把孩子擦身子的干毛巾、衣物等物品准备好。等他给孩子洗澡后,发现干毛巾距离自己很远,于是就将全身是水的孩子抱起来,走过客厅,再到房间的床上拿起干毛巾给孩子擦干身子,穿上衣服。结果,半夜孩子就发烧了。

请思考:父母为新生儿洗澡,应该做好哪些准备?

新生儿在洗澡时皮肤与水的全面接触,可改善皮肤的触觉能力和对温度、压力的感知能力,提高对环境的适应能力。给新生儿洗澡,要掌握正确的方法。

一、新生儿洗澡的具体步骤

第一,要做好洗澡准备。新生儿洗澡的水温通常在37~38℃,室内温度为26~28℃。要备好新生儿的干净衣物、澡盆、温水、毛巾、尿不湿、润肤露等。

第二,洗澡时,可以先用毛巾的角部将孩子的眼睛从内侧往外侧轻轻擦拭,然后用毛巾的一面清洗鼻子、嘴部和脸部、耳廓等。接着再用清水给孩子洗头部,之后轻轻按摩头皮后用清水冲洗干净。

第三,清洗身体。照护者用左手撑住孩子的左手臂,让孩子的头部枕在大人的臂弯上,将孩子的下半身放入水中,头部微微后仰,用毛巾清洗孩子的颈部、腋下、腹部、前胸、手臂上下、手掌以及会阴部、腹股沟。然后换右手,让宝宝俯卧,右手托住宝宝的左手臂,让宝宝靠在照护者的右臂上,接着清洗宝宝的背部、臀部、下肢和足部等部位。

第四,擦干身体,穿衣。用清水将宝宝的全身冲洗一遍,将宝宝抱出浴盆,用毛巾将其全身擦干,放在铺有干净毛巾被的床上或者沙发上,消毒脐部,涂抹护臀霜,清洁耳朵、鼻腔。穿上衣物,盖上小被子或用包巾裹住宝宝。选择包巾时,最好选用轻质棉布或棉布包裹物,确保包裹物不超过宝宝的肩膀或遮住他的头部、耳朵或下巴。太高的包巾会阻碍宝宝的呼吸并导致其发热。若使用包巾时,还要检查包巾内是否有足够的空间让宝宝伸展手脚,以及在其胸部和臀部周围是否包得太紧,否则会导致婴儿的臀部发育不良及呼吸困难等问题。

二、新生儿洗澡的注意事项

第一,新生儿出生后的 24 小时内,不能洗澡。这时若洗澡容易将新生儿皮肤上覆盖的白色奶油样的胎脂洗掉,这不仅不利于保护皮肤以及为皮肤保温,而且还容易感染细菌。出生后 24 小时,胎脂便失去保护作用,新生儿的皮肤会变得很薄,若不及时清除皮肤上的汗液、大小便、分泌物、灰尘等污垢,新生儿可能会因受到细菌刺激等而导致皮肤发红、发炎甚至溃烂,这时应赶紧给新生儿洗澡,但不能用毛巾来回擦,可以用毛巾蘸着吸干身体水分。而且,新生儿洗澡次数不宜过多,最好隔 2 天洗 1 次澡或者每周洗 2~3 次。

第二,新生儿若有发热、咳嗽、流涕、腹泻、皮肤破损或患有肺炎、缺氧、呼吸衰竭、心力衰竭等严重疾病时,不宜洗澡。新生儿吃饱或饥饿状态下不宜洗澡,应在孩子喝奶 1 小时后给新生儿洗澡。新生儿的皮肤褶皱处或指甲缝中的脏东西,应洗干净。为新生儿洗澡时间不宜过长,5 分钟左右即可。

第三,给新生儿洗澡,应选择油性大、碱性小、刺激性小的婴儿香皂或泡沫洗澡液以免皮肤受损;新生儿洗脸、洗屁股的毛巾及浴盆、浴巾等要专用,每次使用后要及时清洗和消毒,以避免交叉感染。[1]

第四,为新生儿洗澡时,应避免水进入宝宝的眼、耳和肚脐。父母等照护者将新生儿身体放入水中时,应注意用掌心托住宝宝的头部,然后用拇指和中指按挡住其耳廓和眼睛,以防止水的进入。尤其要注意保护新生儿肚脐部位,避免水将其弄湿而发炎甚至化脓。

第五,给新生儿洗澡时,照护者的动作要迅速。比如将宝宝的衣服脱掉后,用柔软的大浴巾将其包裹住,迅速擦洗眼角、脸颊、耳廓以及头部,然后快速将孩子放入水中擦洗腹部、股沟、生殖器周围以及背部、腹股沟、大腿等;洗完之后迅速用柔软的毛巾将其身体擦干,抱起放在铺好毛巾被的床上,快速为其穿上衣物,避免新生儿着凉。

第六,照护者给新生儿洗澡时,除了动作敏捷而温柔外,还应注意与宝宝保持互动。在洗澡时,照护者应与宝宝多说话或唱歌,可以将宝宝喜欢的玩具挂在宝宝的头部上方,这样能让宝宝变得安静、情绪稳定,从而感到洗澡时的轻松愉悦。

给新生儿洗澡

---

[1] 孟昭群.如何正确给新生儿洗澡[J].养生月刊,2019(12):1080.

任务四 掌握换尿布的方法

案例导入

一位妈妈带着刚满月的孩子在小区里玩耍,这个小男孩既没有穿尿不湿,也没有穿内裤,光着屁股。待笔者走近一看,发现孩子屁股以及生殖器官的周围都长满了小小的红疙瘩,孩子很难受,这位年轻的妈妈不知道这种红疙瘩到底是什么。笔者告诉她这是尿布疹,然后建议她每天为孩子洗澡后,用柔软的毛巾将其屁股擦干,涂一点护臀膏,保持臀部干燥,这样很快就能好了。

请思考:如何有效地预防婴幼儿的尿布疹?

新生儿大小便频繁,又缺乏自理能力,因而需要照护者为其做好更换尿布等护理工作。

一、新生儿大小便的特点

新生儿大便的颜色、形状与其喂养方式有关。新生儿出生三天以内的大便是墨绿色的,也就是我们常说的胎粪。随着母乳的喂养,三天后的大便呈金黄色,次数也增多,如每天5~7次,大便呈稀软或糊状,或有奶瓣。若是奶粉喂养的新生儿,其大便成形且次数相对较少,每天1次或2天1次。在分娩过程中,新生儿会排第1次小便。出生后的第1天,可能没有尿。以后逐渐增加,多时一昼夜20次。因此,新生儿必须开始使用尿布。

二、换尿布的步骤

首先,照护者在为新生儿换尿布前,应将双手洗干净,头发盘起,摘去手上的戒指及脖子上的项链等饰物。为了防止新生儿感冒或不舒服,换尿布房间的温度和湿度应适宜,可以为新生儿准备好干净的尿布、温水、衣物、护臀膏和毛巾。

其次,照护者在尿布台或床上放块毛巾或垫子,然后将新生儿抱起放在尿布台或床上,扣好安全带或尿布台固定带,以确保新生儿安全平躺在上面。

尿布台的类型

最后,照护者轻轻打开尿布,将脏尿布取下,然后裹起来放在脚踩式垃圾桶里;用双手从温水中抓起毛巾拧干,一只手将新生儿的双腿提起,另一只手擦洗其臀部和生殖器官周围,若有红疹等状况,可在此处涂抹护臀膏;再将干净的尿布放在新生儿的屁股底下,扣好尿布的扣子,穿上外面的裤子。随后,将新生儿抱起来放在摇篮或小床里。

模块六 新生儿照护

在给新生儿换尿布时,照护者应动作温柔,还可与新生儿轻声说话,让新生儿体验换尿布时带来的愉悦感。

三、换尿布时的注意事项

首先,新生儿时期的尿布应使用正规品牌的一次性尿布或纱布材质的尿布,要经常更换以防止感染。尿布以不溢尿为好。使用尿布时,要注意男孩的包皮口或女孩的外阴口是否有因对尿布过敏而发红情况,若有应立即停止使用。这种症状可能是泌尿系统疾病,甚至会向上感染引起膀胱炎及肾炎等系列感染。

其次,照护者在为新生儿更换尿布时,可以用温水给宝宝擦洗屁股,然后涂上护臀膏如植物油或凡士林等保护其皮肤。否则,容易引起尿布性皮炎。引起这种病的主要原因是新生儿粪便中细菌分解的尿素产生的氨类物质刺激皮肤,或是新生儿皮肤对尿布过敏或尿布质量差。尿布性皮炎首先表现出与尿布接触的皮肤发红,由最初的小红点逐渐转变为片状红斑。因此,应勤换尿布,不使用质量差或让孩子皮肤过敏的尿布,同时尽量让有尿布疹的皮肤暴露在空气中,也可用红外线照射,以保持皮肤干燥。[①]

任务五　学会新生儿脐部护理

案例导入

一新生儿刚出生5天,其父亲在为其洗澡时,不小心将脐部弄湿了,父亲用纸巾将水吸干后为他穿上尿布湿。第二天换尿不湿时,父亲发现宝宝脐部有红肿、伴少许脓性分泌物。父亲立即抱他去就医,医生临床诊断为新生儿脐炎。

请思考:如何护理新生儿的脐部?

新生儿一出生,需要将其与母体连接的脐带剪断,留在新生儿身上的部分最终形成其肚脐眼。新生儿脐部的护理是极其重要的,否则容易感染细菌而引起脐部发炎或他疾病。

一、脐部护理措施

新生儿的脐部应保持清洁、干爽且无细菌,每天应及时对脐部消毒,耐心等待脐带自然脱落。

---

① 王大治. 宝宝红屁屁的防治[J]. 家庭科学·新健康,2022(09):34.

(一) 消毒护理

1. 消毒前的准备

新生儿的脐部护理应以清洁、干燥为原则,避免过度摩擦脐部。不仅如此,还应做好新生儿脐部的消毒护理。照护者每天需要对脐部消毒2次,每次消毒2~3遍,消毒前应仔细检查消毒物品,比如碘伏和酒精的存放状态、密封性以及是否被污染等问题,查看脱脂棉签和消毒液的有效期。

2. 消毒措施

新生儿洗澡后,父母等照护者可先用医用棉签将脐部的水分吸干,接下来用酒精消毒过的手的拇指和食指将脐部提起,然后再用脱脂棉签蘸取少量的碘伏或75%的医用酒精,深入到婴儿脐部深处由内向外侧、顺时针方向全方位无死角进行消毒,切忌不能由外向内进行消毒和擦拭,否则新生儿的脐部则容易发生感染,最后再换一根干净的棉签擦一圈。若脐部结痂,则先用棉签擦拭脐部表面,将脐痂软化后再由内向外侧消毒。

3. 注意事项

在为新生儿脐部消毒时,若酒精蘸取过多而导致新生儿脐窝里残余了多余酒精液体,这时需要将其沾干以保证脐部干燥,沾的时候应注意动作轻柔以避免弄伤新生儿娇嫩的皮肤。此外,消毒棉签应及时更换,不得反复使用同根棉签消毒。

(二) 脐带脱落

正常情况下,新生儿的脐带随着时间的推移,慢慢会变硬变黑,一周后自然脱落。若20天后还未脱落,就要对脐带情况进行观察或向医生咨询,或适当增加脐部护理的次数。脐带脱落后仍需要对脐部进行消毒护理,及时清理脐窝分泌物,直到其脐部完全凹陷而不再渗出分泌物为止。值得一提的是,新生儿脐部若出现脓性分泌物、脐部粉白色肉芽或红肿、异味、出血,或脐部皮肤发红,应立即前往医院就诊。

总之,新生儿脐部护理需要新手父母高度重视,同时树立起科学的护理观念,随时保证脐部干燥卫生,保证新生儿健康成长。

二、脐部护理误区

对于毫无新生儿护理经验的父母来说,在护理脐部时很容易出现一些误区,比如给孩子穿得太多、脐部卫生太差、私自剪断脐带、脐带脱落后不再消毒等。

(一) 穿得太多

新手父母在护理新生儿时,总会发生一些认知方面的偏差,比如可能因担心孩子着凉而给孩子穿上太多的衣物,结果使其肚脐部位被捂住而不透气,引起脐部及其周围皮肤出现湿疹或发炎等症状。

(二) 用药消毒较随意

在脐部护理方面,有的父母受到传统观念的影响,当他们发现新生儿脐部发炎或红肿,不及

模块六 新生儿照护

时就医,而是私自涂抹一些药膏如红霉素等,结果导致脐部发炎甚至严重感染。而且,有的父母在对脐部消毒时,会因消毒次数不够或消毒方法不正确,导致新生儿脐窝处留有细菌而影响新生儿的健康发育。此外,新生儿在洗澡的过程中,脐部进水后,也没有及时吸干或擦干;发现脐窝里有其他渗液,也没有及时吸干并坚持消毒到渗液干燥为止。①

(三)错误对待脐带脱落

在新生儿的脐带没有脱落之前,有的照护者便用剪刀或小刀将其剪断,甚至用手去拉扯脐带;有的在脐带结痂后,不做任何软化处理,甚至直接将其结痂撕扯掉,导致脐部发炎化脓;还有的在脐带脱落后,便不再对这个部位进行消毒。这些做法都是错误的。

任务六 开展新生儿运动

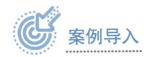

案例导入

一位父亲听取医生的建议,每天为新生儿洗完澡后坚持为其做抚触和被动操。在按摩前,他先将室内温度调到26℃,然后将孩子放在铺有软垫的床上,同时还播放舒缓的音乐。他一边为孩子按摩,一边与孩子说话。这个时候,孩子不哭不闹,很享受这个过程。

请思考:为什么要为新生儿做抚触?

由于新生儿不能很好地支配自己的身体,因此,父母在新生儿出生后就应开始有计划、有目的地实施被动操等运动,这种运动可以让新生儿感到轻松、舒服,有利于新生儿的体格、智力、四肢运动和心理发育。

一、抚触

抚触也称按摩,是指照护者通过皮肤接触对新生儿进行有顺序、有节奏的按摩,让刺激通过皮肤的触觉感受器、压力感受器沿脊髓传至中枢神经系统,从而促进新生儿神经系统发育的运动。② 照护者通过手掌触摸新生儿的皮肤,并以特定的手法进行抚摸,也是有利于新生儿健康成长的一种护理方式。③

---

① 丁建云.婴幼儿生活照料与保健[M].上海:上海交通大学出版社,2022:154.
② 郭路.新生儿抚触[J].开卷有益(求医问药),2022(08):09.
③ 张婷.抚触护理在新生儿肺炎中的应用[J].妇儿健康导刊.2023,2(24):148-150.

（一）抚触的步骤

照护者每天坚持为新生儿抚触皮肤，能更好地促进其神经和感觉系统的发育。在抚触之前，可以在手掌心倒一些婴儿润肤油，轻轻揉暖双手，然后按照新生儿的头面部、胸部、腹部、四肢、背部的顺序进行按摩。

（1）头面部。从新生儿前额中心处用双手拇指往外推到发际；两拇指在下颌部中央从两侧向上滑行，滑行路径类似微笑卡通图案；然后用一手托头，另一手的指腹从前额发际向脑后按摩，避开囟门；重复做头部另一半。（2）胸部。照护者的双手从新生儿两侧肋缘交叉滑向其对侧肩膀，用手掌心在新生儿的心窝处轻轻向两侧作弧状按摩，按摩的力量均匀适中，但要注意避开乳头。（3）腹部。将新生儿放平，躺在床上或垫子上，用双手四指相并，轻放在新生儿的右下腹，沿着肚脐周围顺时针方向至左下腹作圆圈按摩动作。（4）上肢。将新生儿的双手下垂，一只手握住胳膊，另一只手从其上臂到手腕轻柔按捏，然后按摩手掌、手指。（5）下肢。一只手握住腿部，另一只手从大腿到踝部轻柔挤捏，最后按摩足心和脚趾。（6）背部。将新生儿俯卧平放，用指尖从颈部开始向骶尾轻轻地按摩，最后按摩脊柱两侧肌肉（图6-6-1）。

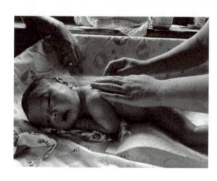

图6-6-1 抚触

（二）抚触的益处

新生儿抚触有助于提高新生儿的睡眠质量，促进新生儿的肠胃蠕动，帮助其稳定情绪，刺激新生儿的听觉、触觉和视觉，让亲子之间建立起良好的感情。[①]

二、被动操

被动操是以身体四肢关节为中心被动伸展和屈曲运动的一种训练模式。[②] 从医学角度来看，新生儿开始做被动操，使其得到自然活动，可以有效地刺激淋巴系统，促进消化、呼吸、循环、运动等系统运行，有助于新生儿增强抵抗力、食欲、体重和肌肉强度，调节肺活量和血液循环，增强免疫力和关节活动，减少哭泣和吵闹，有助于新生儿更好地睡眠。被动操不但能促进新生儿身心及情感的发育，还能增进亲子关系。

（一）做操前的准备

做操前，照护者要做好以下准备：（1）修剪指甲，摘掉首饰，将头发盘起，洗净双手；（2）应在新生儿醒着且精神状态良好时进行，处于睡眠、太饱或太饿都不宜做被动操；（3）房间布置色彩柔和、温暖、舒适、安静且温度和湿度适宜，室温26～28℃，湿度50%～60%，应选择柔软的垫子或舒适的床来进行；（4）适当播放轻柔愉快的音乐，可配以适当的玩具；（5）准备毛巾、尿布、替换衣物，以及不刺激皮肤、不会造成毛细孔堵塞、清淡易吸收的润肤油。

---

① 张楠.新生儿抚触浅谈[J].世界最新医学信息文摘(电子版),2013(19):342.
② 张娟,徐微.被动操对早产儿生长发育的效果研究[J].世界最新医学信息文摘.2017,17(80):35.

（二）被动操的种类

新生儿被动操有很多种类型，如：(1)全身按摩；(2)两手交叉运动(图6-6-2)；(3)伸展上肢运动；(4)伸展小腿关节运动；(5)两腿轮流伸展运动；(6)两腿伸直上举运动；(7)抬头运动。①

（三）被动操时的注意事项

图6-6-2 被动操

新生儿被动操在宝宝出生后就可以开始，但要注意：(1)被动操的时长，每次不超过20分钟，每个动作可重复4～5次；每天在睡觉前、洗澡或喂养后进行1次或2次；(2)照护者在为新生儿做被动操时，说话温柔且目光充满爱意地与新生儿互动，营造温馨幸福的氛围，让新生儿感受到来自照护者的亲切关爱；(3)照护者在做被动操时，应动作轻柔，力度适宜，同时还应密切观察新生儿的面色、呼吸等行为，若新生儿有烦躁、哭闹或出现不适等行为时，就应立即停止。②

三、游泳

新生儿游泳是指婴儿在专业护理人员或父母的看护下，运用专门的新生儿游泳器材进行的一项特定的阶段性的水中运动。新生儿游泳是通过划动水使其刺激皮肤感受器官，进而促进孩子生长发育的较为有效的一种保健护理方式。新生儿在水中游泳既可以重温在羊水中的感受，缓解由母体分离到外界环境的直接冲击，让其获得心理上的安全感。同时新生儿的皮肤接触水，还能增强其适应外部环境的能力。由于游泳时需消耗大量体力，因而游泳也能提高新生儿的心肺功能，增进消化能力，改善睡眠质量，促进生长激素的分泌。③

（一）游泳设施与设备

新生儿游泳设备有充气式游泳池、支架式游泳池以及游泳馆。其中充气式游泳池外观颜色鲜艳，价格便宜，通常在150～500元之间，但由于充气囊很大，实际供孩子游泳的空间很小，且充气过程很费力，材质单薄，容易漏气(图6-6-3)。支架式游泳池的形状是六角形的，占地小，可折叠和调节高度，不易破损，但其材质气味比较浓。游泳馆包括医用婴儿游泳馆和公共婴儿游泳馆。其中医用婴儿游泳馆内的游泳池比较深，能较好地满足婴幼儿洗浴时的安全高度，同时也能有效保持水温和水位线，防止游泳时池水外溢。泳池的台面还配有微电脑控制系统、恒温控制系统、时间监控报警、给排水系统及电源、防水柜门及柜体、水处理、USB多媒体播放器等设施。公共婴儿游泳馆是专门为0～12个月的婴儿提供

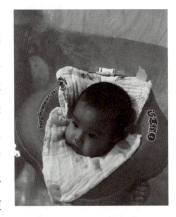

图6-6-3 充气式游泳池

---

① 王国芬.介绍一种新生儿被动操[J].家庭护士,2007,(21):80.
② 郭路.新生儿抚触[J].开卷有益(求医问药),2022(08):09.
③ 王彩霞.游泳抚触对新生儿生长发育影响的调查分析[J].中国卫生产业,2020,17(09):183-184+187.

游泳、洗澡、抚摸的场所,这种场所绝大多数是民营且营利性的,需要支付一定的费用。

(二) 游泳前的准备

(1) 泳池安全、清洁且室温28℃;(2)照护者着装整洁,戴口罩和帽子,修剪指甲,洗手;(3)准备婴幼儿毛巾、泳池、水温计、打气筒、泳圈消毒液、治疗盘、护脐包、防水贴、碘伏、棉签、婴儿包被、套衫、大浴巾、毛巾等。(4)根据新生儿脖颈大小,选择合适安全的泳圈,佩戴之前应仔细检查泳圈有无破损、漏气,颈圈处有无毛刺,避免充气过度。①

(三) 游泳中的护理

新生儿出生2天之后便可开始游泳。新生儿游泳应在喝奶1小时后进行,每天1次,每次10~15分钟。夏季室内温度为22~24℃,水温保持在37~38℃;冬季室温26~28℃,水温保持在39~40℃,室内湿度为55%~60%。②

照护者双手托着新生儿,将其慢慢放入水中,适应后让其在水中自由运动,同时进行水中轻柔抚触5分钟,并保持与新生儿的情感和语言交流。游泳期间必须有成人全程看护。若新生儿是首次参加游泳,游泳时间最好为5~7分钟,随着游泳次数的增加,游泳时间可以延长到10~20分钟。游泳过程中,若新生儿出现面色苍白,则需要立即停止游泳,以免发生不良后果。

(四) 游泳后的护理

新生儿结束游泳时,将其抱出浴池,用毛巾擦干全身水珠,取下泳圈和防水护脐贴,然后用碘伏消毒脐部两次,并用一次性护脐包包扎,穿上尿布和衣物。最后将游泳圈先用浓度75%酒精抹拭,再用清水冲洗干净。③

新生儿游泳会消耗大量的能量,产生汗液和热量,因此游泳之后应及时哺乳,让宝宝及时获得充足的营养补给,同时也要让宝宝得到充分的休息。

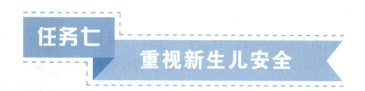

任务七　重视新生儿安全

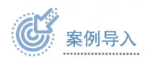

案例导入

云南某村一位母亲于某年的12月份,在家生下一个女孩。助产医生将刚出生的女孩洗干净包裹好,放在睡觉的母亲旁边后便离开了房间。几个小时后,待家人到房间察看,发现这个新生儿已经没有气息,原来是睡觉时妈妈的被子遮盖住了孩子的鼻孔,孩子因不能顺畅呼吸而窒

---

① 黄银珠,钟宝珠,冯超如,等.优质护理服务在新生儿游泳中的应用[J].中国医药科学,2018,8(03):99-102.
② 李文静.开展新生儿游泳的体会[J].内蒙古中医药,2013,32(05):168.
③ 黄银珠,钟宝珠,冯超如,等.优质护理服务在新生儿游泳中的应用[J].中国医药科学,2018,8(03):99-102.

息身亡。

请思考：以上案例说明照护者应如何关注新生儿的睡眠安全问题？

刚刚来到这个世上的新生儿，面临着各种不安全的因素，如睡眠窒息、烫伤、摔伤等。为了预防这些伤害，父母等照护者应确保新生儿居家安全、睡眠安全和乘车安全。照护者应采取有效的防护措施，对其进行精心照料。

一、居家安全

首先，新生儿生活的环境应干净整洁。新生儿居住的环境没有宠物，卧室空气清新。新生儿父母需要定时对家居环境进行消毒杀菌，并且在每次接触或抱新生儿前把手洗干净，换上干净衣物，预防将父母身上的病原体传染给新生儿；避免客来客往，更不能让亲朋好友乱摸新生儿，以减少感染。家人若外出回家时，也要对自身进行消毒；避免携带新生儿到人员密集的场所。

其次，新生儿居住环境应安全舒适。新生儿的卧室应通风采光良好，方便晒太阳以增强免疫力。室内光线不宜太强，使用可以调节光线的灯。新生儿居住的卧室应环境优美，可以在小床的栏杆上张贴小动物画，挂大气球、灯笼等。夏季若天气太热，卧室里可以采取开空调或物理降温的方式，也可以开电扇，但空调和风扇的风不能直接对着新生儿吹。为避免风直吹新生儿头部，可以在床头侧摆放大毛巾挡风，也可以为空调和电扇装上挡风板。冬天太冷，可以开启取暖设施。新生儿小床的栅栏间距最好小于9厘米，避免新生儿被卡住头部；床垫不宜过于松软，栅栏要比床垫高出最少50厘米；床单、垫子等应定时更换清洗并在太阳下暴晒。地面不宜铺设地毯，以避免灰尘和螨虫对新生儿生长发育带来不良影响。

再次，新生儿居住的环境应没有烟味。要为新生儿营造一个无烟的居住环境，如果家庭成员吸烟，请不要在家吸烟，更不要在新生儿面前吸烟。二手烟是燃烧烟草制品时产生的两种烟雾的组合。一种是主流烟雾——吸烟者通过香烟的过滤嘴吸入，然后呼出。另一种是侧流烟雾——它来自香烟燃烧的尖端，直接进入空气中。吸入二手烟的非吸烟者与吸烟者一样都将吸入尼古丁和其他化合物，并遭受相同的健康风险。研究表明，接触二手烟的婴儿胸部感染、耳朵感染以及死亡等风险增加。香烟烟雾（现在称为三手烟，是指香烟烟雾留在室内表面的残留尼古丁和其他化学物质）中至少有400种化学物质对人体有害，多达60种化学物质致癌。其中的毒素会沉积在沙发、窗帘、墙壁和地毯以及衣服和头发等表面，并且需要很长时间才能消失。这些毒素可能会在新生儿玩耍、触摸或被吸烟者接触新生儿时而进入新生儿的体内。因此，新生儿居住的客厅与卧室等不应有二手烟和三手烟。

二、睡眠安全

新生儿睡眠安全包括睡眠环境安全、睡眠姿势正确和睡眠物品安全。

（一）睡眠环境安全

首先，新生儿的睡眠环境应安全。一是新生儿应该睡在婴儿床上，不宜与父母睡一张床，以避免父母翻身压到新生儿,或父母呼吸出的二氧化碳污染新生儿周围的空气。若母亲与新生儿同住一个房间并且想要彼此舒适,那么在大床和婴儿床之间放个屏风是较好的方法,这样的举措意味着宝宝从小就拥有相对独立的空间,并且便于母亲照护新生儿。二是新生儿睡眠的地方温度和湿度应适宜。新生儿的衣物以及被子等不宜太厚或太薄。若夏季卧室里温度太高,可以使用落地扇在远离新生儿的地方扇风以保持室内空气流通,但要注意不能对着新生儿吹。冬季天气寒冷时,不能使用电热毯或热水袋为新生儿取暖,可开启取暖设施,放在离新生儿较远的地方。三是新生儿的床要安全卫生。婴儿床应是木制且有护栏,底部有可固定的轮子。要购买符合国家检测标准的婴儿床,不合格的婴儿床可能因含铅、油漆等超标而对新生儿带来伤害,也可能因为护栏之间的间隙不合格而使得新生儿被卡住,或因护栏过低而使得新生儿坠落。确保新生儿的床垫和床边缘之间没有间隙,以免卡住新生儿的头部;不使用橡胶等床垫。如果使用便携式婴儿床,应使用坚固、厚薄合适的床垫。不能让新生儿睡在沙发上,因为沙发太柔软,不利于新生儿骨骼的正常发育。也不要让新生儿睡在用布做的摇篮中,会有安全隐患。另外,不建议让新生儿在无人看管的情况下睡在婴儿车里。

(二)确保睡姿正确

新生儿睡姿正确不仅可以使宝宝安全、健康成长,而且有利于宝宝的头形生长,长期处于不良睡姿会对其睡眠及健康造成影响。新生儿的睡姿有仰卧和侧卧。①侧卧。最好采用右侧位,既能避免心脏受压,又能预防吐奶,特别是刚吃完奶后的宝宝更应右侧卧,有利于胃内食物顺利进入肠道。②仰卧。仰卧时便于照护者直接观察新生儿脸部的表情变化,口鼻中是否有过多分泌物,有没有呕吐等;及时了解新生儿的需要,并做出相应的反应。应确保仰卧时新生儿的四肢能够自由地活动,比较放松、自在。

不仅如此,照护者还应经常检查熟睡的新生儿,以确保一切正常。经常检查睡着的新生儿,有助于最大限度地降低新生儿期意外死亡的风险,包括婴儿猝死综合征和致命的睡眠事故。照护者可以尽量让新生儿仰卧睡觉,这是最安全的睡眠姿势(图6-7-1);若新生儿侧卧或趴着睡,为避免睡眠意外事故的发生,可以将其头部侧向一方(图6-7-2)。新生儿如果始终朝一个方向睡,可能会引起久压部位变形、肢体疼痛或因头部长期侧睡而出现扁平等问题。因此,应定期为新生儿更换睡眠姿势。比如照护者可以适当移动新生儿的头部位置,将其从右到左或从左到右。

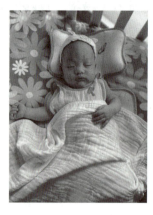
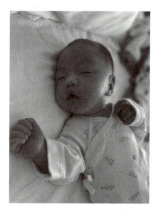

图6-7-1 仰卧面部向上　　图6-7-2 仰卧头部向右

（三）睡眠物品安全

一是在新生儿睡觉时，应确保其呼吸道通畅。新生儿睡眠时，照护者需要确保其头部或脸部不被其他物品遮盖，使用颈部和袖孔贴合且不配兜帽的婴儿睡袋是最安全的（图6-7-3）。婴儿床上不要摆放毛绒玩具、枕头或被子，避免新生儿滚入这些柔软的覆盖物而窒息。父母要时刻警惕新生儿睡眠时窒息现象的发生，让新生儿远离易吞咽的物体，并且时刻监看新生儿，若出现异物卡住喉咙情况，应立即采取"海姆立克急救法"进行急救。在日常生活中，父母应及时调整新生儿睡眠或躺着的体位，以预防其出现呼吸不顺畅等症状。[①]

二是建议使用睡袋或包被，这是预防新生儿因踢被子而感冒的比较好的一种方式。选择尺寸正确的睡袋或包被，能够有效地让新生儿的头部和脸部保持裸露，有助于降低猝死和致命睡眠事故的风险（图6-7-4）。它还有助于防止新生儿在睡觉时翻身趴卧，并包住他的双腿以防从婴儿床的栏杆上伸出来。如果天气比较寒冷，可以让孩子穿厚睡袋，然后再盖一条柔软而保暖的毯子（图6-7-5）。

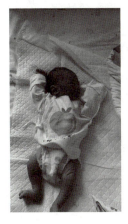
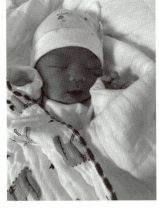
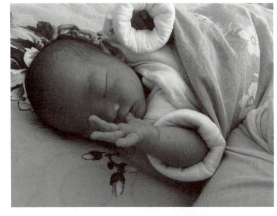

图6-7-3 新生儿仰卧　　图6-7-4 新生儿在包被中　　图6-7-5 新生儿盖着小被子

三、乘车安全

《托育机构婴幼儿伤害预防指南（试行）》节选

由于我国长期以来没有出台任何关于婴幼儿乘坐私家车安全的法律，因而很多家长对于婴幼儿乘车安全的认知极其欠缺，导致目前家长使用婴幼儿安全座椅的比例很低。有调查显示，我国儿童安全座椅的佩戴率极低，北京、上海、成都、天津等几个私家车拥有量比较大的城市，汽车安全座椅的平均佩戴率仅为5%。不仅如此，在安全乘车方面，很多父母知道的事项很少，比如我国很多家长都不知道私家车上的安全气囊和安全带都是为成人设计的，无法保障婴幼儿的乘车安全。[②]

因此，带新生儿乘车外出或旅行时，要遵循必要的安全准则。父母应为新生儿购买并安装安全座椅，从医院回家时就开始使用。应为孩子选择一款适合其年龄、体型和体重的安全椅。然后正确安装安全椅，调整安全带。为了避免安全椅在炎热的夏季被太阳晒得太热，建

[①] 吴兴珍. 新生儿护理不安全因素及预防措施[N]. 大众健康报，2021-09-02(031).
[②] 刘翔翔. 新生儿父母使用儿童安全座椅的影响因素及短期干预效果评估[D]. 汕头：汕头大学，2016:01,20.

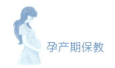

议家长经常将车停在树荫下。任何时候外出,都要避免将孩子留在车内无人看管。尽管新生儿是被固定在安全椅上,且在这个阶段其活动能力也有限,但乘车过程中照护者也应坐在孩子身边以确保其最大的安全。

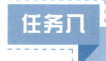

任务八　预防和护理新生儿常见疾病

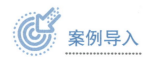

案例导入

一位孩子出生20多天后,开始发热、咳嗽,经诊断是吸入性肺炎,情况危急。经过儿科医生们的全力抢救,3天后孩子的病情得到控制,一周后孩子病愈出院。回家后,再次因母亲喂养不当,致使肺炎复发,父母赶紧将其送进医院治疗,经过几天的住院治疗,孩子的病情总算得到控制。[①]

请思考:如何预防或治疗新生儿肺炎?

新生儿最常见的疾病有乳痂、黄疸、败血症等。这些疾病或多或少地会影响孩子的正常生长发育,需要照护者予以重视。

一、乳痂

(一) 乳痂的定义

乳痂,在医学上称作脂溢性皮炎,是发生在皮脂腺丰富部位的一种慢性丘疹鳞屑性、炎症性皮肤病。乳痂通常附着在新生儿的头皮、身体褶皱和躯干上,有时还会扩散到新生儿的眉毛和耳朵后面,呈现出淡黄色鳞片或硬皮。乳痂具有油性质地,很难剥离。

(二) 乳痂形成的原因

乳痂的发病机制尚不明确,普遍认为可能是由于胎儿在母体中通过胎盘吸收妈妈的雄激素,刺激了婴儿皮脂腺的生长。也就是说,在新生儿乳痂的病灶中,可分离出某些真菌或细菌,可能是由于皮脂分泌过多,改变了皮肤正常的pH值,使皮肤抑菌能力降低,寄存在皮肤上的一些非致病菌大量繁殖,继发性引起局部炎症,如马拉色菌。

(三) 乳痂的处理

乳痂具有自限性,且在数周至数月内自行消退,因此建议初始应采取保守治疗。若要处理,

---

① 该案例由五指山市人民医院儿科室吴倩医生讲述整理而来。

可以在头皮上涂抹润肤剂(如白凡士林、植物油和婴儿油)以软化痂皮,随后用软刷或细齿梳轻轻梳去除鳞屑,动作要轻柔,防止对皮肤造成损伤,然后用婴儿专用洗发水清洗该部位。注意不要用力抓挠或挤压结痂,否则易导致皮肤破损。饮食方面,如果是母乳喂养,母亲饮食要清淡,避免辛辣刺激性食物的摄入。

如皮损炎症反应明显,瘙痒明显,累及范围更广或持续时间长,则可以使用抗真菌药,弱效外用皮质类固醇(激素)或其他药物,消除瘙痒和炎症。如果上述措施都不能很好地缓解症状,油脂乳痂持续增多、瘙痒加重甚至有其他额外的情况(如掉头发、头皮发红),需及时前往医院就诊。

二、新生儿黄疸

新生儿黄疸是由于胆红素代谢异常,导致血中胆红素水平升高,而出现的以皮肤、黏膜及巩膜黄疸的现象,可分为生理性和病理性两类。其中,病理性黄疸在新生儿住院病例中居首位,严重者可致胆红素脑病,引起死亡或严重后遗症。

(一) 黄疸的表现

黄疸通常表现为皮肤、眼睛和黏膜(口腔内)或眼白(巩膜)变黄,有恶心、瘙痒、浅色粪便(灰色或黄色)的情况,这是由血液中胆红素含量过高引起的。

1. 生理性黄疸

50%~60%的足月儿和80%的早产儿可出现,一般情况良好。足月儿生后2~3天出现,4~5天达到高峰,5~7天消退,最迟不超过2周。早产儿较足月儿出现早,持续时间长,多于出生后3~5天出现,5~7天达高峰,7~9天消退,最长可延迟到3~4周。①

一般来说,足月儿血清胆红素<221 μmol/L(12.9 mg/dL),早产儿血清胆红素<256 μmol/L(15 mg/dL)是生理性的,但临床发现,即使早产儿的血清胆红素水平低于此值,也可发生胆红素脑病。因此,采用日龄或小时龄胆红素值进行评估,可以较好地了解其生理性黄疸的状况。②

2. 病理性黄疸

通常出现时间早,多在出生后24小时内出现。黄疸程度重,血清胆红素>205.2~256.5 μmol/L(12~15 mg/dL),或每日上升超过85 μmol/L(5 mg/dL)。黄疸持续时间长,足月儿>2周,早产儿>4周。黄疸退而复现或进行性加重,或血清结合胆红素>34 μmol/L(2 mg/dL)。③ 具备上述任何一项均可诊断为病理性黄疸。

(二) 引起黄疸的原因

1. 胆红素生成过多

新生儿出生后较之宫内环境氧分压提高,红细胞相对过多、破坏亦多。胎儿血红蛋白半衰期短,新生儿红细胞寿命比成人短,因而形成胆红素的周期也短。其他来源的胆红素生成较多,

---

① 王卫平,孙锟,常立文.儿科学[M].9版.北京:人民卫生出版社,2018:113-114.
②③ 崔焱,张玉侠.儿科护理学[M].7版.北京:人民卫生出版社,2021:161.

如来自肝脏等器官的血红素蛋白和骨髓中无效造血的胆红素前体较多。

2. 胆红素的运转能力不足

胎儿娩出后常有不同程度的酸中毒，影响血液中胆红素与白蛋白的联结，使运送胆红素的能力不足。

3. 肝细胞摄取、结合和排泄胆红素的能力差

其仅为成人的1%~2%，尤其当新生儿出现饥饿、缺氧、胎粪排出延迟、脱水、酸中毒、头颅血肿或颅内出血等情况时，肝酶活性受到抑制，极易出现黄疸。

4. 肝肠循环相关

新生儿的肠道内细菌量少，不能将肠道内的胆红素还原成粪胆原、尿胆原。饥饿、先天性肠道闭锁、巨结肠、药物所致肠麻痹等可使胎粪排出延迟，增加胆红素的吸收。母乳性黄疸可能是因为该母乳中β-葡萄糖醛酸苷酶活性过高，使胆红素在肠道重吸收增加而引起。

（三）诊断黄疸

新生儿黄疸若较长时间都没有消失，就应及时就医，医生会用血清胆红素测量血液中胆红素的含量，用全血细胞计数以获得有关红细胞、白细胞和血小板的信息，并用凝血酶原测量血液凝固的能力。腹部超声可以检查肝脏的外观并检测任何其他异常，如肿瘤或胆结石。也可以从肝脏中取出小样本进行肝活检等来获取新生儿黄疸的致病因素。

三、败血症

新生儿败血症是由于病原体侵入新生儿的血液循环并生长、繁殖、产生毒素而造成的全身性炎症反应。美国统计资料显示，其发病率占活产婴儿的0.1%~0.5%，病死率为5%~10%[1]，胎龄越小，出生体重越轻，发病率及病死率也越高。

（一）病因

1. 致病菌

不同地区和年代，引起新生儿败血症的原因有所区别。我国多年来以金黄色葡萄球菌最多见，其次为大肠埃希菌。近年由于极低出生体重儿存活率的提高，气管插管、中心静脉置管和广谱抗生素的广泛应用，凝血酶阴性的葡萄球菌成为血培养的首位菌。

2. 新生儿自身因素

新生儿免疫系统功能不完善，屏障功能差，非特异性免疫及特异性免疫功能低下，细菌一旦入侵，易致全身感染。

3. 感染途径

新生儿败血症可以发生于产前、产时及产后，产前感染与孕妇已有的明显感染有关，尤其是羊膜腔的感染更容易引起疾病；产时感染与胎儿通过产道时的细菌感染有关，如胎膜早破、产程延长等；产后感染最常见，与细菌从脐部、呼吸道、消化道及皮肤黏膜损伤处等入侵有关。

---

[1] 王卫平,孙锟,常立文.儿科学[M].9版.北京:人民卫生出版社,2018:122.

（二）临床表现

新生儿败血症早期症状、体征常不典型，无特异性，特别是早产儿。一般表现为反应差、嗜睡、少吃、少哭、少动，甚至不吃、不哭、不动，发热或体温不升，体重增长缓慢或不增等症状。若出现病理性黄疸、肝脾肿大、休克、出血倾向的同时有皮肤感染病灶，应高度怀疑新生儿败血症。严重者可并发肺炎、化脓性脑膜炎等。

出生3天内起病者，为早发型败血症。多由产前、产时感染引起，常伴有肺炎，易暴发性起病，多器官受累，病死率高达5%～20%，是导致新生儿死亡的主要原因之一。出生3天后起病者，为晚发型败血症。多由产后感染引起，常有脐炎或肺炎等局灶性感染，病死率较早发型败血症低。

（三）治疗措施

1. 根据药敏实验结果选择合适的抗生素

在病原菌未明确前，可根据当地细菌流行病学特点和耐药株情况选择抗生素。用药原则是：早期、联合、足量、静脉用药。用药中需注意不良反应，1周以内的新生儿，特别是早产儿，用药次数宜相应减少，氨基糖苷类抗生素因其耳毒性禁止用于新生儿。

2. 对症、支持治疗

方法如下：保暖、供氧、纠正酸中毒和电解质紊乱；处理局部感染灶；免疫疗法等。

（四）照护措施

1. 维持体温稳定

新生儿体温过低时，可采用暖箱或其他保暖措施复温；体温过高时，应采取松解包被、多喂水、调节环境温度及湿度或给予温水浴等物理方法降温，不宜使用退热剂或乙醇擦浴、冷盐水灌肠等刺激性强的降温方法，一般不予药物降温。

2. 及时处理局部病灶

保持皮肤干燥、清洁，及时处理肚脐炎、鹅口疮、皮肤破损等，促进皮肤早日愈合，防止感染扩散；遵医嘱正确使用抗生素，并观察用药反应。

3. 保证营养供给

坚持母乳喂养，少量多次；吸吮无力者可用滴管、鼻饲或静脉营养，以保证热量和营养供给。

4. 观察病情

监测新生儿生命体征、神经系统等症状，如神志、囟门、瞳孔、四肢肌张力、尿量等。若新生儿出现面色青灰、呕吐、尖叫惊厥、前囟饱满、双眼凝视等表现，提示可能并发化脓性脑膜炎；若新生儿出现面色青灰、皮肤花纹、四肢发冷、脉搏细弱等，应考虑感染性休克或弥散性血管内凝血(disseminated intravascular coagulation, DIC)，立即与医生联系，及时处理。

（五）预防措施

为了更好地预防新生儿败血症，首先，孕妇应定期做产前检查，防止胎儿早产，如出现胎膜早破，就应及时就医；其次，生产过程中要严密监护，注意严格执行无菌操作；再次，新生儿注意护理，照护环境整洁卫生，避免外伤，注意臀部及脐部清洁，预防感染；最后，合理喂养，尽量母乳喂养。选择人工喂养时注意奶瓶、奶具定期消毒。

模块小结

新生儿护理常识涉及新生儿喂养、睡眠、洗澡、换尿布、脐部护理、抚触与被动操、游泳、安全、疾病预防与照护等。其中,新生儿喂养提倡母乳喂养,在母乳不足或没有母乳的情况下,可采取配方奶喂养。新生儿睡眠具有时间长等特点,照护者应为新生儿提供良好的睡眠环境,并注意新生儿的睡眠姿势。为新生儿洗澡或换尿布时,要了解其具体步骤以及注意事项。新生儿的脐部需要特殊护理。新生儿安全涉及居住、睡眠和乘车安全等。新生儿常见疾病如乳痂、黄疸、败血症等,需要照护者特别留意并及时治疗。

练习题

一、单项选择题

1. 新生儿出生后多长时间内可保持母婴肌肤接触?( )
   A. 半小时　　　　B. 1小时　　　　C. 2小时　　　　D. 3小时
2. 呼吸暂停是指呼吸停止超过( )秒,并有呼吸窘迫或发绀等表现。
   A. 5　　　　B. 10　　　　C. 15　　　　D. 20
3. 新生儿一天的睡眠时长约为( )。
   A. 22~24小时　　　　　　　　B. 18~20小时
   C. 10~15小时　　　　　　　　D. 8~10小时
4. 新生儿早期保健中推荐新生儿出生后不要擦除胎脂,提倡( )给新生儿洗澡沐浴。
   A. 出生后即刻洗澡　　　　　　B. 出生6小时后
   C. 出生12小时后　　　　　　　D. 出生24小时后
5. 脐部消毒的顺序为( )。
   A. 由内向外、顺时针　　　　　B. 由内向外、逆时针
   C. 由外向内、顺时针　　　　　D. 由外向内、逆时针

二、判断题

1. 心理压力大是孕妇的普遍性问题,也是早产的唯一危险因素。（ ）
2. 乳痂是一种油腻的鳞状硬皮,有时会附着在新生儿的头皮、身体褶皱和躯干上。（ ）
3. 乘车时,成人抱着孩子乘坐在司机后面的座位是最安全的。（ ）
4. 新生儿可以游泳且游泳时间无限长。（ ）
5. 新生儿的脐带没有脱落前,要按时清洗消毒;脱落后,就不需要消毒了。（ ）

三、简答题

1. 简述新生儿母乳喂养的步骤。
2. 简述新生儿良好的睡眠环境。
3. 简述新生儿洗澡时的注意事项。
4. 简述为新生儿换尿布时的注意事项。
5. 简述新生儿脐部护理误区。
6. 简述新生儿游泳前的准备。

模块七 新生儿教育

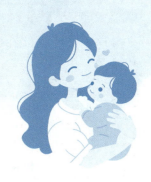

模块导读

　　0~3岁是孩子智力发展最快的时期,也是接受早期教育的最佳时期。尤其是新生儿,更需要各种感官的刺激、抚触与按摩、语言输入与游戏玩耍等。通过本模块学习,学习者可以掌握新生儿早教的多种方法,比如提供视觉、听觉、味觉、嗅觉和触觉刺激;读懂新生儿的肢体行为、理解新生儿哭泣的原因并提供及时的回应等;为了促进新生儿的语言发展,照护者可以经常与新生儿交流、为新生儿阅读,以及为其提供良好的语言发展环境等。通过本模块的学习,学习者能够较为熟练地掌握并运用这些知识和方法进行早期教育或指导照护者对新生儿进行适宜的早教。

学习目标

　　1. 掌握刺激新生儿各种感官的方法,熟悉引导新生儿良好行为以及促进新生儿语言发展的措施。
　　2. 能够灵活运用新生儿感官刺激的方法,引导新生儿触觉、视觉及语言等发展。
　　3. 初步形成重视新生儿早期教育的基本意识,明确早期教育对人一生发展的重要意义。

思政要点

　　《托育机构保育人员培训大纲(试行)》指出,保育人员应掌握婴幼儿生理、心理、动作、语言、认知、情感与社会性等方面的保育要点,理解婴幼儿个体差异与回应性照护策略,能够根据婴幼儿的实际需求设计并组织相应的早期教育活动等。通过本模块的学习,学习者应逐步树立起相关意识,这既是积极配合国家政策的有效贯彻执行,也是为新生儿未来的身心健康发展奠定坚实基础。

内容结构

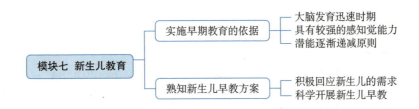

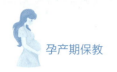

任务一 实施早期教育的依据

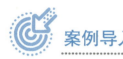

一位妈妈在怀孕期间去做检查时,妇产科医生就建议她可以在孩子出生后实施早教。比如在孩子醒着的时候,给孩子看黑白照片或黑白图案的卡片。孩子出生后,这位母亲就按照医生的建议,每天坚持引导孩子从左到右看这类黑白卡,在看的时候她观察到孩子的眼睛也在跟着图片转动。经过一段时间的训练,孩子的视觉发育良好。

请思考:案例中的妈妈采用什么方法来训练新生儿的视力?

新生儿期是人类大脑发育最快的时期,具有一定的发展潜能,具有较强的可塑性。新生儿主要通过嗅觉、听觉以及味觉刺激而获得相应的信息来促进自身各种感官、身体、大脑发育,进而促进其大脑潜能的有效开发。[1]

一、大脑发育迅速时期

从脑容量来看,新生儿的脑容量约为成人的三分之一,三四岁时可达成人的三分之二。这个时期是孩子脑发育迅速的时期,这在一定程度上说明婴幼儿具备接受早期教育的生理基础。0~3岁是智力发展最快的时期,这说明3岁以前是儿童接受教育的最佳时期。[2]

从脑科学的角度来看,聪明的孩子并不神秘,而是他们在大脑发育的关键期,获得了及时丰富而适宜的刺激,其神经突触和更发达的神经回路比其他孩子更多。比如,新生儿拥有1 000亿个神经元和5 000万个突触,而每个神经元可以同5 000~10 000个神经元发生联结,所以脑中共有1 000的5次方个神经联结,它们可以接纳和组织非常丰富而复杂的信息交流。到满月时,突触数量增加20倍,约10亿个。然而交流的质量即神经联结的稳定性与准确性却又取决于神经系统后天的练习与环境刺激,因而有必要对孩子进行各种感官刺激。[3]

尽管新生儿的大脑约有1亿个细胞,但大脑中负责思考、记忆和运动的器官尚未发育良好。比如新生儿不知道如何移动四肢以及不能很好地确定自己是否有饥饿、疲倦、不舒服等感受,这就需要照护者细心的观察和精心的呵护,让其需求得到及时的满足。

---

[1] 王清梅.新生儿日常护理中结合新生儿早教的效果探讨[J].基层医学论坛,2017(24):3204.
[2] 李杨.井深大零岁潜能教育法[M].北京:中国档案出版社,2006(04):02.
[3] 袁爱玲.三好妈妈——一位博士母亲的学前教育手记[M].广州:花城出版社,2011.

二、具有较强的感知觉能力

孩子生来就具有视觉、听觉、味觉和触觉等几种感觉。新生儿的眼睛能感觉光线;嘴巴能感觉食物;耳朵能听见声音;皮肤上的感觉虽不敏捷,但痛、触、冷、热都能感觉到;其筋骨肌肉能感觉到在运动。① 因而,新生儿也能凭借感觉运动器官,运用吮、舔、咬、看、摸等方式尝试、探索周围事物,从质感上获得对物品的认识。②

新生儿的感知觉能力包括感觉能力和知觉能力,两者之间密切相关。感觉是对客观事物的个别属性的认识过程,如对冷、热、软、硬等。知觉是反映对当前客观事物整体特征的认识过程,是在感觉的基础上形成的。新生儿的感知觉能力包括皮肤感觉、视觉、听觉、味觉和嗅觉。新生儿已有的瞳孔对光反射和短暂的原始关注,目光能追随近距离缓慢移动的物体。0~1个月的新生儿,会在俯卧时短暂抬头,或在仰卧时,将头转向一侧,这有助于孩子看到父母或照护者在哪里或周围有什么。新生儿往往会两手紧握,紧握能力强。③ 总之,新生儿的世界更多的是看、听和感觉,而不是思考。为新生儿的眼睛、耳朵和皮肤提供感官体验,不仅能让其大脑正常运转与发育,同时也有助于大脑中负责记忆、思维和语言的神经相互连接和发展。因此,照护者应能尽可能多地对新生儿进行感官刺激,这有助于新生儿各种能力的发展。

三、潜能逐渐递减原则

日本教育家木村久一曾提出了潜能逐渐递减原则:儿童的可能能力是逐渐递减的,即使生下来有100分潜能的儿童,如果放弃教育,到5岁时就会减少到80分,到10岁时就会减少到60分,到15岁时就会只剩下40分了。为了避免这种现象的发生,教育孩子的最重要的要点就在于要不失时机地给孩子以开发其潜能的机会,也就是说要让孩子尽早接受相应的感官刺激或早期教育。④

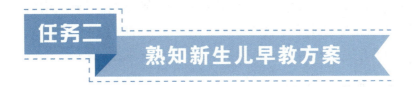

任务二　熟知新生儿早教方案

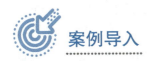

案例导入

一位年轻的妈妈只要听到孩子的哭声,就会来到孩子身边。她发现孩子的尿不湿已经湿透

---

① 陈鹤琴.家庭教育[M].上海:华东师范大学出版社,2013.
② 黄洪兰.婴幼儿教育学[M].北京:中国人民大学出版社,2023.
③ 杨静.育婴师(中、初级)[M].北京:科学出版社,2014.
④ 木村久一.早期教育与天才[M].北京:河北人民出版社,1998(08):17.

了,便会为孩子更换尿不湿。而且,这位妈妈每天为孩子换尿不湿时,会一边念儿歌一边换尿布,或者亲切地与孩子面对面地交流,偶尔还会夸奖孩子可爱、懂事、配合。每当这时,孩子总是非常安静地看着妈妈,有时还会发出"哦哦啊啊"的声音。

请思考: 案例中的妈妈采取了什么样的照护方式?

新生儿的感觉、知觉、语言、动作、认知、情绪、情感等要获得良好的发展,离不开照护者无微不至的精心养育。而回应性照护有助于其认知、语言、运动和社会性等全面发展,刺激其脑内的神经连接不断形成和加强,为其一生的发展奠定良好的基础。回应性照护主要指照护者能够敏锐地察觉新生儿的需求和兴趣,并做出及时且适宜的回应,满足其需求,促进新生儿的早期发展。[①]

回应性照护的核心是照护者具备敏锐发现新生儿发出的各种信号,正确识别其需求,并能及时给予恰当的回应。因而,要做到及时而适宜的回应,照护者需要观察分析孩子的各种表情、肢体动作以及哭闹等行为。

一、积极回应新生儿的需求

(一) 观察理解孩子的表情

照护者需要随时观察孩子的行为,这有助于了解孩子的肢体语言和其他暗示,然后才能采取适宜方式来满足或回应孩子的需求。新生儿通常会用哭来表达自己的需求,随着年龄的增长,孩子会使用微笑、大笑、喋喋不休、牙牙学语或用身体蠕动、指指点点来表达其需求。只要用心观察一段时间,照护者很快就会识别孩子的暗示,了解其不同类型的哭泣并理解其肢体语言。仔细观察婴儿的身体各个部位,就可以发现孩子的踢脚,手握拳头,脸部表情的变化等行为动作,同时也需要关注到孩子痛苦时的表情并弄清楚是什么让他感到不安或不舒服。比如光线照着孩子的眼睛,他可能会蠕动或剧烈移动身体;若受到惊吓,孩子可能会抽动手臂或腿部;当听见很大的噪声,孩子可能会吓哭。与此同时,照护者还应观察孩子,什么东西可以让他平静下来,比如经常对孩子微笑会让其感到安全和被爱的感觉,有助于促进其大脑的发育。因而当孩子感到不安或哭闹时,对着孩子微笑、唱歌或说话,孩子可能会放松下来。当照护者注意孩子的肢体语言并作出相应的回应时,孩子会感到更加安全,也更有助于建立牢固的亲密关系。与孩子建立温暖、充满爱心的关系是孩子身心健康成长的基础条件之一。

(二) 读懂新生儿的肢体语言

新生儿的肢体语言提醒照护者,他是否清醒、准备玩耍、不舒服、烦躁、饥饿或处于不同的睡眠阶段。照护者了解孩子不同的动作或暗示,有助于更好地回应孩子的需求以及采用正确有效的照护模式。比如,孩子表现出乐意玩耍时,照护者可以与孩子开心而有节奏地交流,在交流时注意孩子大量不同的脸部表情,比如微笑、扮鬼脸或发出不同的声音(图 7-2-1)。照护者应始终乐意与孩子保持交流。这样可以了解孩子属于内向还是外向的性格,从而调整其与孩子交流的方式方法。当孩子乐意交流时,照护者也可以与其交流,而这也有助于彼此之间亲密关系的

[①] 陈雪琼.医教结合,提升0~3岁婴幼儿照护者的回应性照护技能[J].东方娃娃·保育与教育,2023(09):25.

建立。亲子关系是孩子健康发育的重要组成部分。当孩子渴望与父母或其他成人建立亲密关系时,可能会微笑或与成人进行目光接触,或发出咕咕声或笑声,整个人看起来很放松且很感兴趣。当孩子有这些暗示时,照护者若能领悟孩子的真实意图,并以微笑、触摸或拥抱来回应孩子的行为,孩子会觉得世界是一个安全有趣的、可以玩耍和探索的地方。这样长大的孩子能更好地应对压力,也能与其他孩子更好相处,他们的身心也会更为健康。

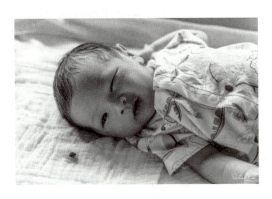
图 7-2-1 新生儿微笑

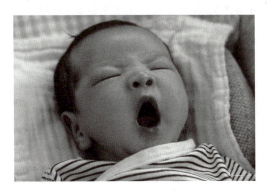
图 7-2-2 新生儿打哈欠

(三) 读懂新生儿疲倦的信息

新生儿很容易疲倦,比如在孩子过度活跃或家长对孩子要求过高或玩耍较长时间之后。孩子疲倦时,会出现拉扯耳朵、握紧拳头、打哈欠、眼睑颤动或难以集中注意力、手臂或腿部动作急促或向后拱起、皱眉、脸色发白或对玩具感到厌倦或对食物挑剔等现象(图 7-2-2),照护者一旦捕捉到以上这些动作或表情,就应及时减少外在刺激,为孩子入睡做好准备工作,比如带孩子到其平时睡觉的地方、把玩具收起来、轻声舒缓地说话、关闭窗帘和灯,播放安静的音乐或唱催眠曲等,让孩子休息、睡觉,否则孩子会因疲倦而变得脾气暴躁或哭闹不止。

(四) 理解新生儿哭泣

所有的新生儿都会哭,有的新生儿会哭得很厉害。有很多 1 岁以下的婴儿在下午或傍晚时哭泣。新生儿哭泣的时长在出生后约 6~8 周达到高峰。

1. 哭泣的原因

每个人天生就有哭泣的能力,对于新生儿来说,哭声是他们表达需求的方式,因此照护者应认真对待新生儿的哭泣(图 7-2-3)。只有清楚地知道孩子哭泣的原因,才能更加容易处理新生儿的哭泣。新生儿哭泣的原因多种多样。比如因为饥饿而哭。新生儿大多饿得很快,因为他们的胃很小、很浅,照护者应该学会识别新生儿饥饿的迹象,如吸吮拳头,或当母亲抱起新生儿时,会因其他人抚摸脸颊或嘴唇而转向乳房。肚子疼痛也是新生儿哭泣的原因之一。新生儿肚子疼痛最早发生在出生后 2~3 周,通常在傍晚时比较频繁。如果孩子每周 3 天或以上连续哭泣超过 3 小时,持续至少 3 周,则被认为患有肠绞痛。这时候的孩子,哭声往往比平时更大、更高,还会有其他迹象如握紧拳头、弓背、紧

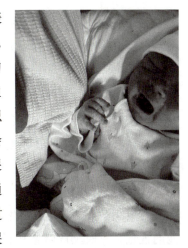
图 7-2-3 新生儿哭泣

绷肚子、膝盖拉至胸前以及排气。此外,太冷或太热,过度疲劳,需要来自照护者的拥抱、身体接触或安慰而没有及时获得时,新生儿也会哭泣。

2. 针对哭泣的对策

要想解决新生儿的哭泣比较麻烦,有时还会令人沮丧,尤其是在新生儿刚出生的头两周。但作为照护者应牢记,孩子完全依赖成人提供的食物、温暖和关爱,哭泣是孩子表达以上这些需求并寻求回应的方式。为了更好地回应孩子的需求,照护者要充分了解孩子哭泣的原因,然后给予相应的需求满足。

若孩子因饥饿而哭泣,可以给孩子喂奶。若孩子因为疲倦而哭泣,或者茫然地凝视一个地方,显得比平时安静,这时表明孩子需要睡眠,可以给他洗热水澡,然后带他去安静的卧室,为其做好睡觉的准备。若孩子因为肚子疼痛而哭泣,需要在喂奶后给孩子拍嗝,搓揉孩子的背部并轻轻按摩其腹部。若孩子因为身体疾病或某个部位不舒服而哭泣,这时则需要及时带孩子去就医。此外,孩子还会因为其他因素而哭泣,如尿布湿了或脏的时候,孩子也会以哭泣抗议。当照护者闻到有屎尿臭的时候,应该及时给孩子更换。孩子需要额外的拥抱或安抚时,可以尝试拥抱孩子或将孩子放在摇篮里轻轻摇晃,也可以为孩子做被动操,或将其放入婴儿车或婴儿背带中,带着他去散步等。孩子若感到太冷或太热而哭泣,照护者应检查孩子背部或腹部的温度,然后及时给孩子增减衣物,将孩子带离太冷或太热的环境。

3. 哭泣时的注意事项

面对经常哭泣的新生儿,照护者通常会感到情绪低落甚至抑郁,有嫌弃孩子的冲动,这时照护者需要休息,也可以寻求亲人或专业人士的帮助。比如,照护者在孩子哭泣时,如果没有更好的办法,可以将孩子放在安全的地方,让自己休息几分钟,但照护者要明白,短暂的哭泣对孩子是没有伤害的。如果自己太累或心情不好而没有精力安抚哭泣的新生儿时,可以请家人或朋友帮忙照顾。也可以咨询婴幼儿教育专家或拨打当地的育儿咨询热线等。

此外,当新生儿哭泣时,不要摇晃、打骂或伤害孩子。成长中的孩子,往往通过观察周围的人来学习表达悲伤、愤怒和快乐等情绪,若照护者经常在孩子面前哭或常常莫名其妙地哭,建议可以去寻求医生的帮助,是否是因为产后抑郁导致的。

二、科学开展新生儿早教

新生儿行为和意识的发展与其早期感官刺激密切相关,早期感官刺激塑造着新生儿未来看待与回应外界的方式。新生儿对周围世界的了解越多,其行为发生的变化也就越大。

(一) 刺激新生儿感官

新生儿的感官刺激主要包括视觉刺激、听觉刺激、味觉刺激、嗅觉刺激和触觉刺激。不同感官的刺激方法不同,照护者可以根据孩子的实际情况,使用相应的材料,给予其不同感官的刺激。

1. 视觉刺激

视觉刺激有助于培养新生儿转动眼珠以及头部的能力。采用黑白卡可以较好地训练新生儿的视觉。早期教育时常用的黑白卡图案有妈妈的脸庞、各种动物(图 7-2-4)、人体器官(图 7-2-5)、迷宫和靶心等。

模块七 新生儿教育

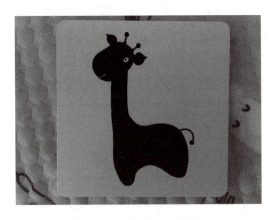
图 7-2-4 黑白卡-长颈鹿

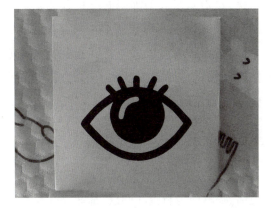
图 7-2-5 黑白卡-眼睛

新生儿清醒时,照护者可以适当使用黑白卡训练孩子,具体操作如下:(1)可以让新生儿注视距离眼睛 20 厘米处的黑白卡,每天三次(图 7-2-6);(2)可以趴着抬头注视距离眼睛 20 厘米处的黑白卡(图 7-2-7);(3)可以在新生儿睡的床上方 20 厘米处悬挂彩色、带发声的、能旋转的玩具(图 7-2-8);(4)照护者可以俯下身子将脸移到新生儿脸的 20 厘米处,轻轻呼叫宝宝的名字或发出声母音。

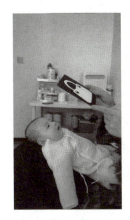
图 7-2-6 躺着看黑白卡

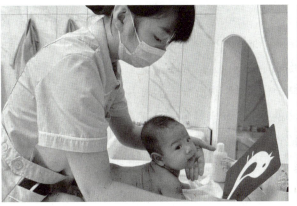
图 7-2-7 趴着看黑白卡

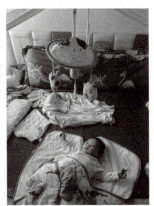
图 7-2-8 躺着看悬挂玩具

2. 听觉刺激

听觉刺激主要是通过声音、音乐等刺激孩子的听觉系统。具体操作如下:(1)当孩子清醒时,打开音乐玩具或播放舒缓音乐;(2)照护者让孩子看人脸并发出语音;(3)做追逐声源的游戏,分别在孩子左耳和右耳轻轻呼叫其名字或发出声母音,引导其转头;(4)在婴儿床的上方悬挂能够发出音乐的玩具;(5)分别在孩子两耳 15 厘米处,摇动内装多粒黄豆的塑料瓶或沙球,看看孩子是否有转头、眨眼、皱眉、张嘴等动作;(6)同孩子讲话时,逗引孩子发出声音并应答,引导孩子模仿大人张嘴和闭嘴动作;(7)继续给孩子朗读或播放胎教时的音乐或读物。[1]

3. 触觉刺激

照护者可以为新生儿布置一个温馨而富有感官刺激的小床,床头或床尾可以放一些毛绒玩具,为孩子提供温暖而舒适的皮肤刺激。还可以通过让孩子抓握来刺激孩子的触觉,比如将手放入孩子的手心,刺激抓握反射。哺乳时妈妈也可以掰开孩子的每根手指,按照节奏做

悬挂发声玩具

摇动发声玩具

---

[1] 袁爱玲.三好妈妈——一位博士母亲的学前教育手记[M].广州:花城出版社,2011.

手指操,这对孩子大脑细胞的发育有很多好处,有助于为新生儿的各种感觉器官刺激奠定良好的基础。① 新生儿和婴儿都特别喜欢温暖的肌肤接触和轻柔的抚摸。比如在换尿布、洗澡时,父母等照护者可以适当将四指并拢,轻放在宝宝的腹部,沿着肚脐周围顺时针方向作圆圈按摩动作。也可以按摩孩子的背部、手臂和腿部等,这样不仅让孩子感到安全,也有助于触觉系统的发展。

(二) 发展新生儿的语言

在语言方面,照护者与孩子越早交流,对孩子的语言发展越好。父母等照护者可以对新生儿说话、唱歌或为新生儿阅读,都能较好地发展新生儿的语言。与此同时,还应为新生儿语言发展提供良好的环境。

1. 与新生儿说话

新生儿已有良好的听觉敏感度,听力发育相对完善,因此照护者可以与新生儿交流,比如与新生儿说话或唱歌。照护者与孩子交流时,不一定需要停下手里正在做的事情,比如可以一边做饭或叠衣服,一边与孩子谈论此时正在做的事情。新生儿出生后的第二周,孩子在父母与其说话时,会发出"哦"和"啊"之类的声音,这时可以继续与孩子唱歌或说话。出生后第三周,可以感到孩子每天都有新变化,这是因为孩子的大脑每天都在接受信息的刺激。父母等照护者可以尽可能多地用舒缓、平静的语气与孩子交谈,并全神贯注地投入,这有助于孩子识别父母或照护者的声音。在阅读、说话或唱歌时,照护者看着孩子的眼睛并作出相应的面部表情,有助于孩子学习言语并与之建立积极的情感。

照护者与新生儿不断地说话,有助于孩子学习并理解词汇的意思以及发展沟通能力。这是因为婴儿若能听到更多的词汇,未来他们对语言的理解以及他们理解和使用词汇的数量和种类的能力则越强。照护者可以在白天尽可能多地与孩子说话,比如在换尿布、哺乳、洗澡或睡前,都是与孩子交谈的有效时机。不过,新生儿也有喜欢独自安静的时候,如果孩子对交流不再有任何回应,看上去比较疲倦、焦躁或脾气暴躁,就应停止交流。在与新生儿交流时,照护者应随时注意孩子的表情。比如,孩子会通过哭泣、目光接触或其他表情如咕咕叫、微笑、大笑,发出更多声音或移动身体等动作来回应。照护者要读懂孩子这些行为所传递的信息,进而采取相应的回应措施。

父亲引导孩子
语言发展

2. 为新生儿阅读

父母等照护者为新生儿阅读,可以刺激他们的大脑、发展他们的语言能力,并为其今后的成功阅读奠定基础。② 父母阅读时,宝宝会喜欢这种亲近的感觉,一边听故事一边听父母的声音,会加深父母与孩子的情感连接,让孩子更熟悉这些声音、文字和语言。

照护者为新生儿朗读儿歌、唱歌或播放舒缓的音乐,也是非常好的交流方式。这个时期照护者可以继续为新生儿播放或轻唱胎教时期的儿歌、童谣,朗读或讲述简单的故事。这个阶段的孩子,最容易被音调和节奏所吸引。另外,在阅读过程中一边翻页,一边用手指为新生儿讲解图片的内容,同时搭配与图片相关的、模拟的象声词,比如"小青蛙"的图片,模仿"呱呱呱"的声音等,有助于吸引孩子的兴趣和注意力。父母与孩子每天进行这些活动可以让孩子熟悉声音、

---

① 袁爱玲. 三好妈妈——一位博士母亲的学前教育手记[M]. 广州:花城出版社,2011.
② 冯佳. 美国婴幼儿阅读推广活动理论初探[J]. 中国图书馆学报,2019(06):120.

文字、语言,有助于未来能更好地理解语言的价值和乐趣,长久以往,可以培养孩子的早期识字能力,并帮助其在以后的生活中有效阅读,激发想象力和创造力。

3. 营造良好的语言环境

第一,营造良好的交流环境。比如,在与孩子交流阅读时,照护者要关掉手机、电视或收音机,以便孩子能够清楚地听到照护者的声音。应确保环境干净、整洁,光线温和明亮,不要有太多其他的因素吸引孩子的注意力。同时,照护者应该声音轻柔,交流的过程中注意关键词语的"重复性",以加深孩子注意。

第二,购买适合新生儿的读物。读物的价值在于让新生儿的视觉和听觉得到刺激。新生儿喜欢黑白相间、图案相对简单的视觉刺激图片,或线条、图案比较大且对比度高的彩色图片,这样的读物更容易吸引孩子的注意力。照护者阅读时把图卡放在离宝宝眼睛约20厘米远的地方是最佳距离。

(三) 与新生儿游戏

新生儿的认知发展是通过与父母和其他照护者的互动和游戏来实现的。照护者是新生儿最好的伙伴,孩子在与照护者玩耍的过程中,逐渐学会彼此信任和依赖他人,亲子关系将会变得更加牢固,会感到被关爱,建立初步的安全感。在与孩子不断玩耍的过程中,照护者可以更好地了解孩子的性格。总之,为孩子营造一个经常互动、简单、安全有趣和充满爱的环境,既有助于孩子的大脑发展,也有助于孩子思考、理解、记忆、想象和计算能力的发展。孩子的学习和发展以人际关系为基础,而父母是孩子生命中的关键人物,温暖的爱与和谐的关系对孩子的成长至关重要。

1. 动作游戏

尝试通过许多简单、有趣的方式为新生儿提供不同的游戏体验,可以激发其思维和想象力,也有助于孩子学习行为的出现。因此,可以与孩子玩一些动作游戏,如挠痒痒、数脚趾或轻轻挥动双手等。新生儿尤其喜欢看母亲的脸,换尿布时是母亲与孩子面对面玩耍的最好时机,因而在换尿布时可以尝试眼神交流、唱歌、说话、做鬼脸或用嘴巴做"O"形。

2. 与新生儿玩玩具

照护者可以为新生儿提供各种刺激感觉的玩具,如毛绒玩具、拨浪鼓或让孩子触摸具有不同纹理页面的布书,会给孩子带来很多乐趣。例如,孩子躺着时可以在孩子头顶悬挂会发声且色彩鲜艳的玩具(图7-2-9);让孩子躺着照镜子、玩健身架(图7-2-10);在小床边挂发声玩具(图7-2-11);在孩子仰卧时摇动摇铃;在孩子手腕或脚上系上一个小气球让他捏弄;一边念儿歌,一边与孩子做全身运动或身体按摩,比如按摩孩子的脚趾、手指、背部或腹部。也可以让孩子趴在床上玩耍,这样可以较好地训练孩子抬头,让他从不同的角度看事物,然后再尝试让孩子仰卧,或给他一个小玩具或圆木棒,让其触摸或握住。在与孩子玩耍的过程中,应随时注意孩子疲倦或发困的暗示。若孩子看起来惊讶或不安,应停止玩耍以便让孩子休息。

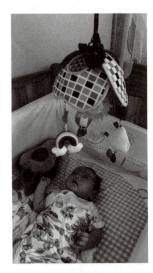

图 7-2-9 悬挂在头顶的早教玩具

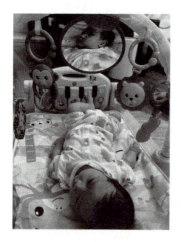
图 7-2-10　照镜子游戏

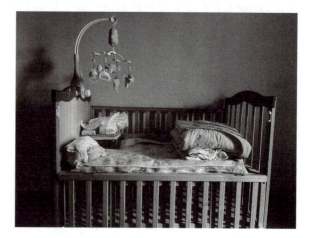
图 7-2-11　小床边的发声玩具

模块小结

本模块主要探讨了为新生儿开展教育的依据、新生儿早期教育的作用以及早教措施。为新生儿提供各种刺激,能够有效地促进其大脑的发育,新生儿的感官有视觉、听觉、味觉、嗅觉和触觉等。新生儿教育的具体措施包括:读懂新生儿的肢体行为、与新生儿游戏、理解新生儿哭泣的原因并给予及时的回应,以及促进新生儿语言发展等。

练习题

一、选择题

1. (　　)的发展是人发展最重要、最快速的期间,受到教育学家和心理学家的广泛重视。
   A. 新生儿 B. 婴幼儿
   C. 青少年 D. 老年人

2. 一般说来,新生儿期属于(　　)。
   A. 幼儿早期 B. 婴儿期
   C. 幼儿晚期 D. 少年期

3. 新生儿对(　　)的卡片最为敏感。
   A. 红色 B. 黑白
   C. 绿色 D. 黄色

4. 新生儿一出生就具有(　　)。
   A. 动作能力 B. 认知能力
   C. 自然倾向能力 D. 无条件反射能力

5. 训练新生儿抓握能力,较好的方法是(　　)。
   A. 让其抓握小木棒 B. 与孩子交流 C. 抬头训练 D. 抚触

二、判断题

1. 新生儿视觉训练,可以将黑白图片放在距离其眼睛 30 厘米处。（　　）
2. 新生儿听觉训练,将发出声音的物品放在距离其耳朵 20 厘米处。（　　）
3. 新生儿疲倦时,会出现拉扯耳朵、握紧拳头、打哈欠、眼睑颤动或难以集中注意力、手臂或腿部动作急促或向后拱起等现象。（　　）
4. 哭声是新生儿表达需求的主要方式,因此照护者应认真对待孩子的哭泣。（　　）
5. 父母经常与新生儿交谈,有利于新生儿的身心健康发展。（　　）

三、简答题

1. 简述新生儿视觉训练措施。
2. 简述新生儿听觉训练措施。
3. 简述新生儿触觉训练措施。
4. 简述发展新生儿语言的措施。

主要参考文献

一、著作

1. [日]七田真.七田真胎教法[M].思可教育,译.北京:化学工业出版社,2016.
2. 刘泽伦.胎教的实用与科研[M].北京:教育科学出版社,1991.
3. 程蔚蔚,陈焱.产后病[M].北京:中国医药科技出版社,2009.
4. 刘泽伦.胎儿大脑促进方案[M].上海:第二军医大学出版社,2008.
5. 袁爱玲.三好妈妈——一位博士母亲的学前教育手记[M].广州:花城出版社,2011.
6. 曹惠容,郭殷.托育机构环境创设[M].上海:复旦大学出版社,2021.
7. 杨静.育婴师(中、初级)[M].北京:科学出版社,2014.
8. 杨霞.陪宝宝玩到入园:0~3岁亲子早教游戏指导手册[M].北京:中国人口出版社,2015.
9. 徐冉,汪鸿.婴幼儿行为观察与记录[M].北京:中国人口出版社,2022.
10. 陈鹤琴.家庭教育[M].上海:华东师范大学出版社,2013.
11. 黄洪兰.婴幼儿教育学[M].北京:中国人民大学出版社,2023.
12. 党睿.胎儿发育与胎教[M].哈尔滨:黑龙江科学技术出版社,2005.
13. 汉竹.图解胎儿发育280天[M].南京:江苏凤凰科学技术出版社,2022.

二、期刊报纸

1. 孙清廉.新婚夫妇孕前保健须知[J].家庭医学(下半月),2022,43(04):26.
2. 黄婵.孕前检查有必要吗[J].人人健康,2023,(17):29.
3. 王素梅,艾斯卡尔·阿曼,任黎刚.男性不育患者生殖道感染与精液参数的临床研究[J].临床泌尿外科杂志,2020,35(12):996-999.
4. 张伟强,赵如青,赖剑锋,等.孕前检查男性中吸烟因素对精液质量影响的分析[J].中国现代药物应用,2018,12(15):80-81.
5. 张剑波,尹国良,徐新蓉,等.不育门诊就诊男性精液质量与影响因素分析[J].生殖医学杂志,2015,24(12):1041-1044.
6. 王熙,马翠霞,贾立云,等.石家庄市育龄妇女优生十项的知晓情况及前瞻性干预措施[J].中国性科学,2021,30(02):48-52.
7. 聂政.生育保障制度的规范进路[J].锦州医科大学学报(社会科学版),2023,21(05):21-27.
8. 孙希璐.职场环境下的孕妇装设计[J].西部皮革,2021,43(16):66-67.
9. 季文佳.孕期心理健康状态与睡眠质量的纵向研究[J].中华全科医学,2023,21(09):1552-1555+1589.
10. 郑小璇.孕期睡眠模式对出生结局的影响[D].武汉:华中科技大学,2018.
11. 宋继标.孕妇用电脑的注意事项[J].解放军健康,2009(05):21.
12. 陈双云.孕期保健护理在改善孕妇妊娠结局中的作用[J].中国医药指南,2023,21(36):133-135+139.
13. 左其容.孕妇情绪影响胎儿心身健康[J].家庭医学,1989(05):40.
14. 朱丽蓉,培林,尹伟莹.正确的胎教有利于优生[J].中国药物经济学,2013(S2):407-408.
15. 潘越.浅谈顺产与剖宫产的利与弊[J].中外医疗,2008,(31):167.

16. 苏水梅.优秀助产士是怎样炼成的？[N].闽南日报,2023-10-19(011).
17. 崔咏梅.助产士全程导乐陪伴护理在无痛分娩产妇中的应用效果[J].中外医疗,2023,42(28),137-141.
18. 林志杰,傅新露.月子中心标准体系构建研究[J].2023,(04):40-43.
19. 刘姜伶.瑜伽在产后女性整体盆底功能康复的临床应用[D].广州:广州医科大学,2023.
20. 叶云娥.探析分娩心理护理[J].大家健康(学术版),2011,5(18):28-30.
21. 王秀苹,杨秀辉.产褥期妇女的心理调适与护理[J].临床合理用药杂志,2010,3(24):155.
22. 玉罕的,段忠玉.文化视角下"坐月子"相关研究概况[J].中国民族民间医药,2020,29(04):63-67.
23. 苏秀文.食物药膳催乳法[J].乳品与人类,2002,(03):29.
24. 梁兆松.产后贫血的药膳调理[J].家庭中医药.2001,(07):51.
25. 高花兰.新妈妈们过早穿高跟鞋害处多[J].家庭医学(下半月),2023,(09):30.
26. 马巧云.基于皮肤血流的产后收腹带着装压力舒适性研究[D].西安:西安工程大学,2019.
27. 邵晓蕾.农村轻度产后抑郁妇女的个案工作干预策略——基于对S某的社会工作实务[J].西部学刊.2023,(24):38-41.
28. 徐晓波,魏卫红.早期乳房护理对母婴分离产妇泌乳质量的影响[J].中西医结合护理(中英文),2023,9(05):82-84.
29. 惠丽雅,陈盈.穴位按摩对产褥期产妇负性情绪、乳房胀痛及喂养状况的影响[J].当代护士(中旬刊),2022,29(06):41-43.
30. 储美霞.乳房按摩联合穴位按摩治疗产后缺乳的临床效果[J].妇儿健康导刊,2024,3(03):87-90.
31. 许童,吴盈,吴雪,等.孕产妇阶段性乳房居家护理服务研究[J].科技创业月刊,2023,36(S1):38-40.
32. 张晓慧,祝欣.产妇对产后保健知识认知及产后访视需求的调查分析[J].中国实用乡村医生杂志,2023,30(03):22-27.
33. 赞巴.中医胎教思想及应用的研究[J].世界最新医学信息文摘,2018,18(14):125.
34. 庞颖,刘雁峰.中医胎教源流及内涵探赜[J].中国中医药现代远程教育,2023,21(24):81-84.
35. 董爱霞.胎教实施策略的个案研究[D].长春:东北师范大学,2012.
36. 杨晓欣,赵金荣,李金凤.胎教对胎儿的益处分析[J].临床合理用药杂志,2014,7(04):176.
37. 施长春.宫内环境不良与生命早期糖脂代谢指标的前瞻性队列研究[D].杭州:浙江大学,2017.
38. 刘爱.胎儿宫内环境对围产儿的影响[J].空军总医院学报,1990,(03):30-31.
39. 姚全兴.胎教:美育开启人生之门[J].美育学刊,2012,3(03):80-86.
40. 林芬.孕妇心理健康状况调查分析[J].临床医学工程,2013,20(11):1453-1454.
41. 张华,潘小芳.浅谈中医胎养与孕期饮食宜忌[J].求医问药,2012,(10),7:386-387.
42. 赵瑞华.中医教您孕期科学食补[J].中医健康养生,2016,(04):18-21.
43. 揭丽敏.孕妇的阅读心理[J].中外企业家,2016,(12):204+268.
44. 冯德全.胎教——人之初的教育"0岁方案"之一[J].家庭教育,1995,(03):19.
45. 朱丽蓉,宋培林,尹伟莹.正确的胎教有利于优生[J].中国药物经济学,2013,(S2):407-408.
46. 李星寰.音乐胎教的"晚安曲":舒伯特《摇篮曲》[J].戏剧之家.2018(26):73.
47. 祝艳.手把手教你做音乐胎教[J].大众健康,2021,(07):86-87.
48. 刘巍巍.胎教的意义和方法[J].慢性病学杂志,2010,12(4):330-331.
49. 李磊,孙维,熊梦玉.新生儿护理中应用不安全因素分析的效果[J].中国继续医学教育,2020,12(16):185-187.
50. 王炳彦.准妈妈不可不知的五种胎教方法[J].健康向导,2013,19(04):34-35.
51. 冯小鹿.孕妇散步益身心[J].农村百事通,2006,(18):61.
52. 赵宝椿,吴终惠.孕妇游泳 并非禁区[J].游泳,2000,(02):34.

53. 周先讲.孕妇游泳益处多[J].游泳,2001,(03):17.
54. 赵芳芳,王勇.孕期进行水中健美操的可行性分析[C]//中国体育科学学会体能训练分会,全国学校体育联盟(游泳项目).第三届国际水中运动论坛论文摘要汇编-书面交流,聊城大学体育学院,2021:(12):243-245.
55. 陈华.女性孕期运动与护理策略研究[J].实用妇科内分泌电子杂志,2022,9(20):35-38.
56. 彭松英,蔡森帆.关注孕期女性运动,助力健康中国建设[J].当代体育科技,2023,13(33):108-110.
57. 孙芸,韩艳宾,蒋海燕,等.母乳成分分析[J].中国妇幼保健,2018,33(11):2638-2640.
58. 黄园园.多形式母乳喂养指导在初产妇产后护理中的应用[J].妇儿健康导刊,2023,2(22):164-166.
59. 冯莉,张娟.新生儿家庭护理的要点和关键举措[J].家庭生活指南,2023,39(11):52-54.
60. 许小霞.袋鼠式护理联合音乐疗法在新生儿缺氧缺血性脑病护理中的应用研究[J].中外医学研究,2019,17(34):105-107.
61. 梁静.保护性睡眠护理对新生儿睡眠质量及疼痛程度的影响[J].世界睡眠医学杂志,2023,10(08):1825-1827.
62. 吴兴珍.新生儿护理不安全因素及预防措施[N].大众健康报,2021-09-02(031).
63. 郭路.新生儿抚触.[J].开卷有益(求医问药),2022(08):09.
64. 张婷.抚触护理在新生儿肺炎中的应用[J].妇儿健康导刊.2023,2(24):148-150.
65. 张楠.新生儿抚触浅谈[J].世界最新医学信息文摘(电子版),2013(19):342.
66. 张娟,徐微.被动操对早产儿生长发育的效果研究[J].世界最新医学信息文摘.2017,17(80):35.
67. 王国芬.介绍一种新生儿被动操[J].家庭护士,2007,(21):80.
68. 王彩霞.游泳抚触对新生儿生长发育影响的调查分析[J].中国卫生产业,2020,17(09):183-184+187.
69. 黄银珠,钟宝珠,冯超如,等.优质护理服务在新生儿游泳中的应用[J].中国医药科学,2018,8(03):99-102.
70. 李文静.开展新生儿游泳的体会[J].内蒙古中医药,2013,32(05):168.
71. 江元元,徐望明.影响男性精液质量的因素分析[J].中国生育健康杂志,2018,29(02):178-182.

三、英文文献

1. TAN Thiam Chye, Michelle LIM. Sex in Pregnancy[EB/OL]. https://familiesforlife.sg/pages/fflparticle/Pregnancy-Sex?termId=0804b1a6-c23e-4d59-81c2-a7691c256e78 (2025-01-09)
2. TAN Thiam Chye, Michelle LIM. Daddy Know-How[EB/OL]. https://familiesforlife.sg/pages/fflparticle/Pregnancy-Daddy-Know-How(2025-01-09)
3. TAN Thiam Chye, Michelle LIM. Things New Dads Need to Know[EB/OL]. https://familiesforlife.sg/pages/fflparticle/Pregnancy-New-Dads?termId=0804b1a6-c23e-4d59-81c2-a7691c256e78 (2025-01-09)
4. Arnouk A, De E, Rehfuss A, et al. Physical, Complementary, and Alternative Medicine in the Treatment of Pelvic Floor Disorders[J]. Curr Urol Rep, 2017, 18(6): 47.
5. Setoh Pei Pei. Prenatal Development—Early Sensory Experiences[EB/OL]. https://familiesforlife.sg/pages/fflparticle/Pregnancy-Prenatal-Development?termId=8d2f075c-ec07-46df-b681-055b3492fde2 (2025-01-09)
6. 2025 Families for Life. Development in children (0-3 years)[EB/OL]. https://familiesforlife.sg/media/getdocument/TS01_Development_0_3.pdf?filepath=FFLPTips%2fef1981b3-988a-4b01-a743-dcff1166ae23%2fTS01_Development_0_3_ab9e17a1-c2b0-491d-a7b6-db8494251312.pdf(2025-01-09)
7. 2025 Families for Life. Crying: Babies and Children 0-8 Years[EB/OL]. https://familiesforlife.sg/pages/fflparticle/Babies-Biting-Pinching-Hair-Pulling?termId=da81c0fd-8233-4d53-b509-4aa01b0769b5/2024(2025-01-09)

图书在版编目(CIP)数据

孕产期保教/曹惠容,郑皓鑫主编. -- 上海：复旦大学出版社,2025.5. -- ISBN 978-7-309-17959-0

Ⅰ.R715.3

中国国家版本馆CIP数据核字第2025V1M817号

孕产期保教
曹惠容　郑皓鑫　主编
责任编辑/夏梦雪

复旦大学出版社有限公司出版发行
上海市国权路579号　邮编：200433
网址：fupnet@fudanpress.com　http://www.fudanpress.com
门市零售：86-21-65102580　　团体订购：86-21-65104505
出版部电话：86-21-65642845
上海丽佳制版印刷有限公司

开本 890 毫米×1240 毫米　1/16　印张 8.25　字数 206 千字
2025 年 5 月第 1 版第 1 次印刷

ISBN 978-7-309-17959-0/R·2173
定价：35.00 元

如有印装质量问题,请向复旦大学出版社有限公司出版部调换。
版权所有　　侵权必究